Kinderyoga zum Entspannen und Einschlafen

Das Mitmachbuch mit den schönsten Übungen & Yoga-Geschichten für mehr Achtsamkeit, Entspannung und besseren Schlaf

Milena Perlich

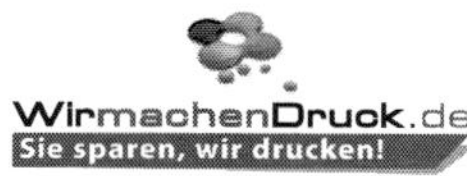

ISBN: 9783969304365

Email: info@edition-lunerion.de
www.edition-lunerion.de

Psiana eCom UG
Berumer Str. 44
26844 Jemgum

INHALT

Vorwort

Liebe Eltern und liebe Kinder,

herzlich willkommen zu diesem Buch zum Thema „Kinderyoga zum Einschlafen“. In diesem Buch lernen Sie wichtiges Hintergrundwissen rund um das Kinderyoga kennen. Dabei übermittelt Ihnen dieser kompakte Ratgeber viele Informationen, zahlreiche praktische Übungen und Anwendungen sowie einige Tipps, die Sie gemeinsam mit Ihrem Kind anwenden und umsetzen können. Aufgrund der einfachen, verständlichen und bildhaften Aufarbeitung der einzelnen Kapitel sind diese in einem übersichtlichen und zugleich interessanten Format verpackt, das Ihnen detailliertes Wissen rund um das Thema Kinderyoga und seine einzelnen Elemente vermittelt. Durch die detaillierten, praktischen und bildhaften Erläuterungen der Übungen und Routinen können Sie außerdem direkt loslegen und in die Welt des Kinderyogas eintauchen.

Viel Spaß!

Auf dem Weg zum kleinen Yogini

Yoga ist eine philosophische Lehre, die aus Indien stammt und eine Entwicklungsgeschichte verzeichnet, die mehrere Jahrtausende alt ist. Zu Beginn handelte es sich beim Yoga um einen rein spirituellen Weg, der auf der Suche nach Erleuchtung angewandt wurde. Heutzutage umfasst das Yoga neben zahlreichen geistigen Übungen auch noch eine Vielzahl körperlicher Praktiken. Obgleich das Yoga für Kinder in Indien schon seit Jahrhunderten kein Geheimtipp mehr ist und schon lange Zeit praktiziert wird, erlebte das Kinderyoga in den westlichen Ländern erst in den letzten Jahren einen deutlichen Aufschwung. Nicht nur Yoga für Erwachsene ist heutzutage so gefragt wie nie zuvor, sondern auch das Kinderyoga erfreut sich immer größerer Beliebtheit. Dadurch gilt es mittlerweile auch bei uns als wissenschaftlich erforschte und anerkannte Methode und nimmt insbesondere in der Früh- und Grundschulpädagogik einen festen Platz ein.

Dieses Buch nimmt Sie mit auf eine Reise in die Welt des Yogas, auf der Sie lernen, was sich hinter dem Terminus Kinderyoga verbirgt. Hierfür steigt das Buch mit einigen grundlegenden Informationen über die Thematik ein und erläutert den Unterschied zwischen dem Kinderyoga und dem Yoga für Erwachsene, gibt im Zuge dessen wichtige Hinweise dafür, was im Kinderyoga beachtet werden sollte, und legt die positiven Auswirkungen des Kinderyogas dar. Daran anknüpfend folgt das tragende Element dieses Buches, in dem sich viele Inspirationen für die erste Übungspraxis mit Kindern wiederfinden. Dabei geht das Buch auf den Aufbau der Einheit ein und erläutert, welche Dinge bei der Vorbereitung beachtet werden sollten. Außerdem hebt es die Wichtigkeit des Übungsrhythmus sowie des Yoga-Rituals hervor und gibt Tipps für das richtige Aufwärmen, bevor im weiteren Verlauf auf die Atmung eingegangen wird, die im Yoga von wesentlicher Bedeutung ist. Im Zuge dessen finden sich zudem verschiedene Atemübungen und Atemtechniken zur direkten Umsetzung wieder. Im Anschluss präsentiert das Buch eine Reihe von verschiedenen Asanas, die im Yoga praktiziert werden und sich bei Kindern großer Beliebtheit erfreuen. Die bildhaften und einfachen Beschreibungen der einzelnen Haltungen animieren sofort zum Ausprobieren, sodass sich Ihr Kind im nächsten Kapitel direkt auf seine erste Yogareise begeben kann. Den Abschluss des großen Kapitels, das als das Herzstück des Buches betrachtet werden kann, markiert dann die Schlussentspannung, die ein wesentlicher Bestandteil jeder Yogaeinheit darstellt und Ihr Kind wieder zurück ins Hier und Jetzt holt.

Der dritte Teil des Buches umreißt anschließend erneut Hintergrundwissen zum Thema und bringt Ihnen näher, wie das Yoga die Persönlichkeit Ihres Kindes fördern kann. Dabei geht das Buch auf die positiven Eigenschaften der Tiere im Asana ein, bringt erneut die Vielzahl an positiven Effekten des Kinderyogas zum Ausdruck und lehrt Tipps und Tricks für eine erfolgreiche Kindermeditation, mit der Ihr Kind zu innerer Ruhe finden kann.

Der vierte Teil des Buches konzentriert sich dann vollständig auf die Einschlafbegleitung Ihres Kindes und erläutert, wie Sie diese bindungsorientiert und entspannt gestalten können. Dabei wird eine Reihe von Einflussfaktoren thematisiert, die sich auf das Einschlafverhalten Ihres Kindes auswirken können. Die letzten beiden Abschnitte des Buches knüpfen an die im Vorfeld umrissene Einschlafbegleitung an und präsentieren einige Yoga-Rituale, mit denen Ihr Kind sanft in die Nacht finden kann. Die jeweiligen Unterkapitel sind dabei in verschiedene Altersgruppen gestaffelt, sodass für jedes Kind jeden Alters das passende Ritual dabei ist. Neben den Ritualen finden sich zudem weitere praktische Übungen wieder, in denen Sie sich von Entspannungen für Kleinkinder, Fantasiereisen, Yoga-Massagen und Entspannungsgeschichten mit Asanas inspirieren lassen können, bevor das Buch mit der Zusammenfassung der zentralen Erkenntnisse abschließt.

Kinderyoga

Die bunte Welt der Kleinsten

Kinder sind bereits von Natur aus ziemlich gute Yogis, da sie sich meistens keinerlei Gedanken um Zukunft oder Vergangenheit machen, sondern im Moment leben. Beim Spielen sitzen sie im Fersensitz auf dem Boden, sie rennen barfuß durch den Wald und sind schon im jungen Alter flexibel. Kinder leben also von früh auf als Yogis. Aus welchem Grund sollten sie da kein Kinderyoga praktizieren?

WAS IST KINDERYOGA UND IST ES ANDERS ALS YOGA FÜR ERWACHSENE?

Obgleich Yoga sowohl für Erwachsene als auch für Kinder eine Reihe von positiven Aspekten mit sich bringt, sind die Gründe dafür, warum Erwachsene und Kinder Yoga praktizieren, oftmals ganz verschieden. So treffen Erwachsene meistens aus den unterschiedlichsten Anlässen selbst die Entscheidung, Yoga auszuüben. Einige von ihnen möchten an ihrer Fitness und Gesundheit arbeiten, wohingegen andere sich wünschen, körperliche Probleme oder psychosomatische Beschwerden lindern zu können.

Kinder entscheiden sich dagegen mehrheitlich nicht selbst dafür, Yoga zu praktizieren, sondern folgen stattdessen den Anweisungen und Ratschlägen ihrer

Eltern, Lehrenden oder Erziehenden. Die große Nachfrage für Kinderyoga rührt hierbei oftmals daher, dass vor allem Eltern großes Interesse daran haben, die Lern- und Konzentrationsfähigkeit ihres Kindes zu verbessern. Darüber hinaus werden Kindern auch Yogakurse angeboten, um einerseits ihre psychosomatischen Erkrankungen zu reduzieren oder gar zu lindern und andererseits ihre motorischen Fähigkeiten zu fördern.

Grundsätzlich erwarten Erwachsene, dass ihnen die Yogapraxis durch detaillierte Anleitungen und anschauliche Erklärungen näher gebracht wird und sie die Wirkungsweise der einzelnen Haltungen erlernen. Im Gegensatz dazu steht beim Kinderyoga primär der kreative und fantasievolle Umgang mit den Übungen im Vordergrund, die sie ganz einfach spielerisch umsetzen können. Strenge Anweisungen und Erläuterungen über die vielfältigen positiven Effekte des Yogas würden Kinder hingegen sehr schnell langweilen und ermüden. Stattdessen wollen sie ständig beschäftigt sein und neue Dinge lernen, da sie von Natur aus unheimlich neugierig und wissensdurstig sind.

Anders als Erwachsene, die Yoga praktizieren, verwandeln sich Kinder deshalb in einen wunderschönen Schmetterling, einen brüllenden Löwen oder einen starken Gorilla, anstatt Yoga zu üben. Einige Yogalehrende binden darüber hinaus weitere Elemente in die Einheiten ein, um den Kindern das Yoga näherzubringen. Dabei nutzen sie zum Beispiel unterschiedliche Kinderlieder, Trommeln oder greifen auf Klangschalen zurück und lassen die Kinder singen, tanzen und sich bei der Vielzahl an Bewegungsspielen richtig austoben. Die Kinder tauchen in die bunte Welt der Tiere ein, begeben sich auf Fantasie- und Traumreisen und lernen die einzelnen Haltungen in einem ganz ursprünglichen Sinn kennen. Denn Kinder sind Meister im Beobachten und Nachahmen und schlagen damit eine wichtige Parallele zu den ersten Yogis, die die natürlichen Abläufe der Natur, die Tiere und den Rest der Welt um sich herum ebenfalls beobachteten.

Um das Wesen des Objektes ihrer Beobachtung zu begreifen, nutzten die ersten Yogis die Meditation, um die typischen Haltungen und Bewegungen selbst nachzuahmen. Sie gingen davon aus, dass sie durch das Verinnerlichen der Bewegungen sowohl das Wesen des Objektes als auch dessen einzigartige Eigenschaften übernehmen und auf sich selbst übertragen können. So haben die ersten Yogis zum Beispiel einen alten Baum und seine bis tief in die Erde reichenden Wurzeln betrachtet, die ihm einen festen und stabilen Stand verleihen. Zum

Himmel hin erstreckt sich der Baum in dünne, bewegliche Äste, die ihm Flexibilität spenden und ihn mit seinen Blättern auf jegliche Luftbewegungen reagieren lassen. Währenddessen steht der Baum fest verankert im Boden, ruht in sich selbst und stürzt auch bei starken Zuglüften nicht um, da er sich im Wind mitbewegt. Ihre Beobachtungen haben die Yogis dann in ihre Übungsausführung einfließen lassen, in dem sie im festen Stand auf einem Fuß (Wurzeln) ihre Arme in die Luft hoben (Zweige) und durch ihren frei fließenden Atem ganz in sich selbst ruhten. Durch die Verknüpfung von körperlicher Ausführung und geistiger Imagination kamen die ganzheitlichen positiven Effekte des Yogas dann mit etwas Übung von ganz allein zum Ausdruck.

Neben der Haltung ‚Baum' gibt es noch eine ganze Reihe anderer Haltungen des Erwachsenenyogas, die sich auch im Yoga für Kinder wiederfinden. Der Unterschied in der Ausführung der einzelnen Asanas liegt hierbei lediglich darauf, dass das Kinderyoga viel mehr darauf abzielt, dass die Kinder zur Ruhe kommen und von der Fantasie beflügelt in andere Welten eintauchen können und dadurch spielerisch lernen, ganz sie selbst zu sein.

Da sich die Kinder während der Yogaübungen auf eine spielerische Art und Weise körperlich betätigen, rückt der sportliche Aspekt eher in den Hintergrund und Spaß und Freude treten in den Fokus. Nichtsdestotrotz wirken sich die einzelnen Übungen natürlich trotzdem positiv auf das Bewegungsbedürfnis der Kinder aus.

In welchem Alter Kinder mit dem Praktizieren von Yoga beginnen können, ist grundsätzlich von der Übungssituation abhängig. Einfache Yogaübungen können bereits im Kleinkindalter gemeinsam geübt werden, insofern diese spielerisch gestaltet sind und dem Kind Spaß bereiten. In Indien werden Kinder bereits im Babyalter an simple Yogaübungen herangeführt, die gemeinsam mit den Eltern ausgeführt werden. Denn sowohl Babys als auch Kleinkinder eifern all das nach, was ihnen Mama und Papa vormachen, und obwohl Babys und Kleinkinder die einzelnen Yogaübungen nicht im yogischen Sinne ausüben können, ist es dennoch möglich, sie zu unterschiedlichen Bewegungsabläufen anzuleiten.

Darüber hinaus bieten auch einige Yogastudios Kurse für Kinder ab einem Alter von drei Jahren an, wobei die Kinder in aller Regel in drei Altersstufen unterteilt werden und ihnen das Yoga, entsprechend ihrem Alter, nähergebracht wird:

1. Kinder im Alter von 3-6 Jahren

2. Kinder im Alter von 6-10 Jahren

3. Kinder ab dem Alter von 11 Jahren

Mag Kinderyoga bei den Jüngsten noch sehr spielerisch ausgelegt sein, steht bei Jugendlichen der ganzheitliche Aspekt des Yogas im Vordergrund. Denn Yoga kann ihnen vor allem beim Stressabbau helfen, der durch den hohen Leistungsdruck in der Schule und die emotionalen sowie körperlichen Veränderungen entsteht, die Kinder in diesem Alter durchleben. Aus diesem Grund steigt das Interesse an richtigen Yogathemen erfahrungsgemäß mit zunehmendem Alter der Kinder an. Die verschiedenen Thematiken lassen sich dabei hervorragend mit weiteren Entspannungs- und Atemübungen kombinieren, sodass die Kinder Stück für Stück ins Erwachsenenyoga hineingleiten können.

WAS IM KINDERYOGA BEACHTET WERDEN SOLLTE

Auch wenn eine Einheit sowohl im Kinderyoga als auch im Erwachsenenyoga aus unterschiedlichen Positionen (*Asanas*) besteht und diese mit einer Reihe von verschiedenen Meditationen, Atemübungen (*Pranayamas*) und weiteren entspannenden Elementen kombiniert werden können, gibt es einige Dinge, die beim Ausüben von Kinderyoga beachtet werden sollten.

Anspannung

Ein Aspekt – neben der spielerischen Vermittlung – ist die Dauer der Haltungen. Kinder besitzen ein viel kleineres Herz-Kreislauf-System als Erwachsene, weshalb die jeweilige Wirkung der unterschiedlichen Asanas bei ihnen früher eintritt. Einige Positionen fallen Kindern schwerer, da sie noch nicht über genug Kraft verfügen, um die Haltungen so lange zu bewahren wie Erwachsene. Auch neigen Kinder dazu, die jeweiligen Asanas zu wiederholen und die immer gleichen Positionen damit mehrmals einzugehen. Für Kinder funktionieren demnach mehrere kurze Impulse in der Regel besser als ein einziger langer.

Entspannung

Der Effekt ihres kleineren Herz-Kreislauf-Systems zeigt sich ebenso in der Entspannung, da Kinder wesentlich weniger Zeit während einer Entspannungsübung benötigen, um zur Ruhe zu finden. Aufgrund ihrer Hirnentwicklung gelingt es ihnen schneller als Erwachsenen, ihr Herz, ihren Kreislauf sowie die große Flut an Gedanken zu beruhigen. Aus diesem Grund sind 2- bis 3-minütige Entspannungszeiten für Kinder bis zehn Jahren vollkommen ausreichend und lassen sich mit dem Entspannungseffekt vergleichen, der sich bei Erwachsenen nach acht bis zehn Minuten einstellt. Grundsätzlich sagt die Dauer deshalb nichts über die Qualität der Entspannung aus, die durch das Yoga erreicht wird. Das Kinderyoga ist enorm vielfältig und seiner Gestaltung sind kaum Grenzen gesetzt. Ungeachtet dessen gibt es aber noch einige weitere wichtige Grundsätze, die im Kinderyoga immer beachtet werden und die folglich von den Yogalehrenden befolgt werden sollten. Zu diesen besonderen Grundsätzen zählen folgende Dinge:

- Kinder sollten im Kinderyoga in verschiedene Altersklassen eingeteilt werden. Hierbei bietet sich folgende Einteilung an: 3-6 Jahre, 6-10 Jahre, Jugendliche.
- Kinder sind die geborenen Nachahmer, weshalb die verschiedenen Asanas immer vom Lehrenden vorgemacht werden sollten.
- Kinder können weder die einzelnen Positionen so lange wie Erwachsene halten noch die Augen über einen langen Zeitraum geschlossen halten. Kurze Impulse sind daher geeigneter.
- Kinder benötigen bei den Yogaübungen mehr Abwechslung als Erwachsene. Das kann durch unterschiedliche Kinderlieder, Trommeln, Klangschalen, Bewegungsspiele, das Eintauchen in die bunte Welt der Tiere sowie durch Fantasie- und Traumreisen erfolgen.
- Das Yoga macht den Kindern besonders großen Spaß, wenn die Positionen mit aufregenden und fantasievollen Geschichten kombiniert werden. Ob es dabei um Meerjungfrauen, Piraten oder sprechende Tiere geht, ist meistens ganz egal.

- Trotz Spaß, Spiel und Kreativität benötigen Kinder feste Strukturen und regelmäßige Rituale. Das bedeutet, dass beispielsweise feste und gleichbleibende Tageszeiten für die Übungsstunde ausgewählt werden, immer an demselben Ort praktiziert wird und die Einheiten durch eine Entspannung ausgeleitet werden. Außerdem hilft es Kindern, zunächst immer dieselben Asanas zu üben und die einzelnen Yogareisen, in die die Haltungen eingebunden sind, zu wiederholen.
- Für Kinder ist Lob schwerer gewichtet als für Erwachsene. Das bedeutet, dass Sie Ihr Kind immer wieder loben und ihm mitteilen sollten, dass es die jeweiligen Übungen ganz toll ausführt.

ALLESKÖNNER: WIE YOGA UNSEREN KINDERN ZU ENTSPANNUNG & KONZENTRATION VERHILFT

Der indische Gelehrte **Patanjali** gilt als Verfasser des sogenannten ***Yogasutras***, einem klassischen Leitfaden für das Yoga. Gemäß den Vorstellungen Patanjalis können Unabhängigkeit und innere Freiheit nur dann erreicht werden, wenn wir den Einfluss der Störfaktoren unseres Geistes auf unser eigenes Handeln sowie unsere allgemeine Wahrnehmung durch einen bewussten Umgang abschwächen können.

Patanjali stellt im Yogasutra den Geist in seiner gesamten Beschaffenheit und in der Art und Weise, wie wir diesen beeinflussen können, in den Mittelpunkt. Als Grundlage dient dabei ein **achtgliedriger Pfad des Yogas**, der eine Art Hilfsprogramm darstellt und mit dem Hindernisse (*Kleshas*), die immer wieder Unruhe in unserem Geist stiften und schlussendlich zu Leid führen, überwunden werden können. Dabei setzt sich jedes der acht Glieder aus einer Reihe von anschaulichen, praktischen und lebhaften Verhaltens- sowie Vorgehensweisen zusammen, die in der Summe eine geschlossene Einheit bilden.

Die ersten fünf Glieder des achtgliedrigen Pfads (*Yamas, Niyamas, Asana, Pranayama, Pratyahara*) sind auch unter der Bezeichnung ***Kriya*** *Yoga* (praktischer Yoga) bekannt. Die letzten drei Glieder (*Dharana, Dhyana, Samadhi*) werden hingegen als ***Raja*** *Yoga* (königlicher Yoga) bezeichnet.

Der achtgliedrige Pfad:

1. **Yamas:** Umgang mit der Umwelt und anderen, Selbstkontrolle

2. **Niyamas:** Umgang mit sich selbst, Selbstbeobachtung und Selbstreflexion

3. **Asanas:** Umgang mit dem Körper, Körperübungen

4. **Pranayama:** Umgang mit dem Atem, Atemübungen

5. **Pratyahara:** Umgang mit den Sinnen

6. **Dharana:** Konzentration (Umgang mit dem Geist)

7. **Dhyana:** Meditation (Umgang mit dem Geist)

8. **Samadhi:** innere Freiheit, Erleuchtung (Umgang mit dem Geist)

Der achtgliedrige Pfad ist zwar ein langwieriger und schwieriger Prozess, doch gleichzeitig auch ein lohnenswerter Weg der ständigen Weiterentwicklung, dessen Beginn bereits im Kindesalter liegen sollte. Denn durch kontinuierliche Yogapraxis und Offen- sowie Aufgeschlossenheit gelingt es, sich von Blockaden und Mustern sowie den Erwartungen und Meinungen anderer zu lösen. Jede Übungspraxis im Sinne des Yogas basiert demnach darauf, dass sich unsere Gedanken, unsere innere Einstellung und Haltung in permanenter gegenseitiger Beeinflussung befinden. In der Folge bedeutet das weiterhin, dass sich die Wirkungsweisen des Yogas nicht unmittelbar durch die Positionen selbst entwickeln, sondern zu gleichen Teilen aus der Bedeutung unseres Denkens auf unsere Haltungen sowie der einzelnen Haltungen auf unser Denken entstehen.

Die Vielzahl der unterschiedlichen Yogaübungen birgt demnach ein unglaubliches Potenzial, das bereits für Kinder eine Reihe von positiven Veränderungen mit sich bringt. Da gewünschte Veränderungen jedoch immer Zeit in Anspruch nehmen, sollten Sie von Ihrem Kind nicht zu viel erwarten und es keinesfalls unter Druck setzen. Solange Ihr Kind spielerisch ans Yoga herangeführt wird und die Haltungen mit Neugier selbst ausprobieren darf, werden die Freude sowie der Wunsch nach regelmäßiger Ausführung wahrscheinlich von selbst wachsen. Jedes Kind bewegt sich in seinem ganz eigenen Rhythmus, der bei einigen schneller und bei anderen etwas langsamer sein mag. Nichtsdestotrotz sind die

Yogahaltungen wirksam und weder Quantität noch Tempo sind im Yoga der richtige Maßstab. Der Schwerpunkt sollte hierbei vielmehr auf natürlichem Wachstum und Gelassenheit liegen.

Sobald erst einmal die richtige Grundlage gelegt ist, kommen die ersten sichtbaren Entwicklungen zumeist auf körperlicher Ebene zum Ausdruck, woran anknüpfend bald schon die ersten geistigen sowie emotionalen Veränderungen folgen. Kinder üben Yoga nicht einfach nur aus, sondern erleben sich beim Praktizieren selbst. Durch den puren Versuch und das mehrmalige Wiederholen der Übungen lernen sie ihre eigenen Grenzen kennen, die sie anschließend zu überwinden lernen, um sich in ihrer Umwelt zurechtzufinden. Dabei sammeln sie unglaublich viele neue Eindrücke und finden sich in einem permanenten Wachstum auf körperlicher sowie kognitiver Ebene wieder.

Durch das Yoga lernen Kinder, ihre eigenen natürlichen Fähigkeiten zu entdecken, diese zu entwickeln und auszubilden und sowohl geistig als auch körperlich zu wachsen. Denn die jeweiligen Yogaübungen sind zeitgleich immer auch Übungen für den Geist, da unsere einzelnen Körperbewegungen von den entsprechenden Zentren in unserem Gehirn gesteuert werden. Sobald nun eine Bewegung ausgeführt wird, werden automatisch mehrere Hirnareale miteinander verknüpft, wobei sich die Verknüpfungen umso eher automatisieren, je öfter die Bewegungen ausgeführt werden. Auf diese Weise verinnerlichen Kinder komplexe Koordinations- und Bewegungsabläufe von ganz allein und können diese automatisch abrufen, da verschiedene Hirnareale gelernt haben, bei spezifischen Abläufen gemeinsam zu arbeiten. Die Verknüpfungen, die durch regelmäßiges Wiederholen entstanden sind, können von den Kindern auch zukünftig für ganz andere Kombinationen gebraucht werden. Denn je besser die jeweiligen Areale im Gehirn miteinander verknüpft sind, umso leichter fällt ihnen das Lernen und das Denken. Damit verschafft das Yoga dem Gehirn eine Vielzahl von reichhaltigen Anregungen, um sich zu vernetzen.

Besonders effektiv ist die Wirkung des Yogas außerdem gegen Stress, da beim Praktizieren der Parasympathikus angeregt wird, also der Teil unseres Gehirns, der für Entspannung sorgt. Daraufhin wird die Ausschüttung des Stresshormons Cortisol in unserem Körper gehemmt, wodurch wir regenerieren und entspannen können. Aus diesem Grund profitiert unsere Gesundheit auch bei der Bekämpfung von Erkrankungssymptomen von regelmäßiger Yogapraxis. Da wir uns mit zunehmender Übung außerdem mit einer bewussten Atmung auseinandersetzen, wirkt Yoga auch präventiv gegen Stress. Kinder können sich also bereits in jungen Jahren mit einer wichtigen Methode zur aktiven Entspannung vertraut machen und lernen, dass sie nichts so einfach aus der Ruhe bringt und sie mit ihrer Neugierde und Lebensfreude viele neue Dinge ausprobieren können.

Des Weiteren harmonisieren eine Vielzahl von Asanas die Hormondrüsen, womit sie zur Regulation des Hormonhaushalts beitragen und die Schilddrüse aktiv unterstützen. Dadurch kann sie den Körper vor Giften umso besser schützen und Fehlfunktionen der Organe vorbeugen. Außerdem können Giftstoffe durch eine tiefe und ruhige Atmung beim Yoga ausgeatmet und so schädliche Altlasten abgebaut werden. Doch auch drehende Haltungen wirken entgiftend, da sie die Darmbewegungen aktivieren und somit die Verdauung verbessern, woraufhin die Nahrungsreste im Körper schneller ausgeschieden werden können.

Zudem stärkt regelmäßiges Yoga das Herz von Kindern, es regt ihre Blutzirkulation an und erhöht ihre Konzentrationsfähigkeit. Durch das bewusste Atmen während der Yogaeinheit wird mehr Blut und im Zuge dessen auch mehr Sauerstoff in ihren Kreislauf gepumpt, was ihre Gehirnleistung steigert. Dadurch fühlt sich ihr Geist fitter an und sie verfügen allgemein über mehr Energie.

Darüber hinaus können Kinder bereits von früh auf lernen, dass falsche Körperhaltungen zu dauerhaften Haltungsschäden führen können, und sich durch das Yoga von Beginn an die richtige Körperhaltung aneignen. Daneben entwickeln sie ein gutes Körpergefühl, das ihnen bis an ihr Lebensende vermittelt, was ihnen guttut und was nicht. Außerdem kann Yoga die Elastizität von Muskeln, Bändern und Gelenken verbessern und die Flexibilität des Körpers gewährleisten. Durch das Wechselspiel aus Entspannung und Anspannung innerhalb der Muskulatur wird die eigene Wahrnehmung von Verspannungen und ihrer Lösung verbessert, wodurch dem Yoga eine wichtige Rolle in der Entwicklungsförderung von Kindern zukommt. Doch auch bei bereits bestehenden Beschwerden können zahlreiche Yogaübungen Besserung verschaffen. So geben Erfahrungen und Untersuchungen unterschiedlicher Studien Aufschluss darüber, dass das Yoga zur Verbesserung bei Rückenschmerzen beiträgt und Beschwerden lindert, die im Zusammenhang mit vegetativen Dysregulationen (Überreizungen) auftreten. Des Weiteren konnte in den vergangenen Jahren beobachtet werden, dass sich Yoga auch auf depressive Verstimmungen, Spannungskopfschmerzen, Essstörungen,

Schlafstörungen, Konzentrationsstörungen sowie Erschöpfungszustände positiv auswirkt.

Die Bewegungsabläufe und Haltungen des Yogas lehren Kinder schon von Beginn an Ordnung im Geist und Struktur im Denken. Insbesondere Kinder, deren Bewegungen primär durch ungeordnete und unklare Momente geprägt sind, können von dem inneren und äußeren Halt, den ihnen das Yoga spendet, profitieren. Gleichzeitig erfahren sie durch die Strukturen des Yogas eine Art Begrenzung, in der sie sich orientieren und sicher fühlen können.

Auf psychischer Ebene lernen Kinder, ihren Körper sowie ihre eigenen Bedürfnisse bereits von klein auf wirklich wahrzunehmen und ihre Gedanken und Gefühle zu akzeptieren, ohne diese dabei zu verurteilen. Die stimmungsaufhellende Wirkung des Yogas lässt sich mit großer Wahrscheinlichkeit auf die Akzeptanz des eigenen Körpers, die positive Grundstimmung, die Freude an der Bewegung sowie den potenziellen Stressabbau zurückführen. Zudem konnte eine Pilotstudie zu Yoga und der Konzentration der Gamma-Aminobuttersäure (GABA) im Gehirn mit Magnetresonanzspektroskopie der Boston University School of Medicine aufzeigen, dass Yogaeinheiten zu einem Anstieg des Spiegels des beruhigenden GABA-Botenstoffs im Gehirn führen.

Dadurch, dass Kinder durch das Yoga lernen, wahrzunehmen, was sie im gegenwärtigen Moment wirklich brauchen, gewöhnen sie sich an, Pausen zu nehmen, wenn sie diese benötigen, und Weichen für eine gesunde und bewusste Ernährungsweise in der Zukunft zu legen sowie sich selbst so zu lieben und zu akzeptieren, wie sie sind. Mag die Stärke des Löwen zu Beginn nur ein Moment der Übung sein, werden Kinder schnell spüren, dass sie sich auch im restlichen Leben sicher und stark fühlen können.

Positive Auswirkungen von Kinderyoga

- Entspannung und Bewegung
- Verbesserung der eigenen Motorik sowie der körperlichen Wahrnehmung
- Schulung der sensuellen Wahrnehmung
- besserer Umgang mit den eigenen Emotionen, Verbesserung der Konfliktfähigkeit
- Steigerung des Selbstvertrauens
- Abbau von Stress bei gleichzeitiger Schaffung einer Ruhe-Insel
- Abbau von Giftstoffen
- Regulierung des Hormonhaushaltes
- Steigerung der Konzentrationsfähigkeit sowie der Aufmerksamkeit
- Verbesserung des Schlafes
- Förderung der Durchblutung
- Schutz vor seelischen sowie körperlichen Beschwerden
- Training von Muskulatur und dem Gleichgewichtssinn
- Verbesserung von Rückenschmerzen sowie Linderung von Beschwerden, die im Zusammenhang mit vegetativen Dysregulationen (Überreizungen) auftreten
- Stärkung des Immunsystems, des Herzens sowie des Blutkreislaufes
- Positive Auswirkung auf depressive Verstimmungen, Spannungskopfschmerzen, Essstörungen sowie Erschöpfungszustände
- Schaffung eines Bewusstseins dafür, dass jedes Kind toll ist

FOKUS SCHLAF: MIT YOGA ZU LEICHTEREM EINSCHLAFEN

Sobald es abends an der Zeit ist, ins Land der Träume zu reisen, liegt Ihr Kind müde im Bett und wälzt sich von links nach rechts und wieder zurück. Seine Gedanken hören nicht auf, zu kreisen, und unter dem Bett versteckt sich möglicherweise ein furchteinflößendes Monster. Anstatt gemütlich und in die Bettdecke eingekuschelt sanft ins Traumreich zu gleiten, verwandelt sich das Einschlafen in einen puren Stressakt.

Probleme beim Einschlafen sind den meisten Menschen bekannt und verschonen selbst die Kleinsten von uns nicht. Dabei sind die Auswirkungen von Schlafproblemen enorm und können insbesondere bei Kindern zu chronischem Schlafmangel und langfristigen Entwicklungsstörungen führen. Da ihr Körper nachts viele wichtige Wachstumsprozesse abwickelt, reagieren Kinder auf mangelnden Schlaf besonders empfindlich und die Folgen kurzer Nächte sind, im Vergleich zu Erwachsenen, wesentlich deutlicher wahrzunehmen. So führt Schlafmangel im Alltag der Kinder häufig zu Unruhe, Zappeligkeit, Reizbarkeit, Weinerlichkeit, Lustlosigkeit, Streitverhalten, Desinteresse, Aggressivität, Impulsivität und Unkonzentriertheit. Auf körperlicher Ebene kann Schlafmangel zum Beispiel in Form von Anspannung, ansteigender Infektanfälligkeit, schneller Erschöpfung und dem langsameren Überwinden von Krankheiten zum Ausdruck kommen.

Aufgrund des hohen Stellenwertes von Schlaf und der Vielzahl der negativen Konsequenzen von Schlafmangel sollte Problemen mit dem Ein- und Durchschlafen bereits im Kleinkindalter präventiv vorgebeugt werden. Hierbei sind insbesondere sanfte Yogaübungen eine wertvolle Methode, um Körper und Geist zu entspannen, zur Ruhe zu bringen und so den Akt des Einschlafens zu erleichtern. Denn das Ausüben einzelner Yogaübungen vor dem Schlafen kann den Kindern beim Abbau von Stress helfen, zur Beruhigung ihres Nervensystems beitragen, das endlose Kreisen ihrer Gedanken stoppen und ihnen helfen, besser und entspannter durchzuschlafen.

Untersuchungen der vergangenen Jahre konnten eindeutig aufzeigen, dass das Praktizieren von Yoga allen Altersgruppen zugutekommt und sich positiv auf den Schlaf aller auswirkt. So zeigen verschiedene Ergebnisse, dass das regelmäßige Praktizieren von Yoga zu einer Verkürzung der Einschlafzeit, einer Verbesserung der Schlafqualität sowie zu einer Abnahme des nächtlichen Aufwachens führt. Außerdem fühlen sich Personen, die gewohnheitsmäßig Yoga ausüben, am Morgen viel erholter und energetischer. Darüber hinaus konnte eine Studie der Stanford University, die im Jahre 2021 mit 1000 Grundschulkindern mit Schlafstörungen durchgeführt wurde, aufzeigen, dass das konsequente Üben von Tiefenatmung im Durchschnitt zu 74 Minuten mehr Schlaf pro Nacht sowie zu beinahe 30 Minuten mehr REM-Schlaf (Traumschlaf) führt. Als erwiesen gilt außerdem, dass die Produktion des Schlafhormons Melatonin durch Yoga erhöht wird, was zu einer Regulation des Schlafes sowie zur Entspannungsfähigkeit führt. Weitere Studien der Vergangenheit konnten zudem herausstellen, dass das Yoga körperliche Ängstlichkeit sowie Anspannung deutlich reduziert, wobei beide Faktoren häufige Auslöser von Schlafproblemen sind.

Tägliche Yogaeinheiten helfen also, die Erlebnisse des vergangenen Tages zu verarbeiten und am Ende des Tages besser zur Ruhe zu kommen. Auch wenn bereits gelegentliche Übungen die Schlafqualität verbessern, sollten Yogaeinheiten idealerweise regelmäßig sowie langfristig in den Alltag Ihres Kindes integriert werden und die Aufmerksamkeit bekommen, die sie verdienen.

Die erste Übungspraxis mit Kindern

ALLGEMEINE VORAUSSETZUNGEN

Die Vorbereitung

Im Yoga wird nicht nur der Körper, sondern vielmehr das gesamte Wesen angesprochen. Aus diesem Grund lohnt es sich, im Vorfeld etwas Zeit in die richtige Vorbereitung zu investieren.

Der richtige Platz

In der Regel eignet sich jeder Raum der Wohnung zum Praktizieren von Kinderyoga, denn grundsätzlich benötigt Ihr Kind nicht mehr als drei Quadratmeter freie Fläche, um die verschiedenen Übungen auszuführen. Als Untergrund bietet sich idealerweise ein Teppichboden oder ein Holzfußboden an, da diese nicht zu kalt sind. Auch die Raumtemperatur sollte angenehm und weder zu warm noch zu kalt sein, da die Übungen allein bereits zur Erwärmung des Körpers führen. Achten Sie darauf, dass in dem Raum, in dem Ihr Kind Yoga ausübt, ausreichend frische Luft vorhanden ist. Lüften Sie also kurz vor jeder Übungseinheit. Entfernen Sie außerdem potenzielle Stör- und Ablenkungsquellen, damit Ihr Kind durch die direkte Umgebung nicht übermäßig stark abgelenkt werden kann. Sobald Sie einen passenden Raum und das optimale Umfeld geschaffen haben, sollte Ihr Kind seinen Platz zum Üben beibehalten und diesen nicht immer wieder wechseln. Dadurch fällt es nämlich wesentlich leichter, die Einheiten als eine Art Yoga-Ritual fest in den Alltag zu etablieren und so etwas zu schaffen, das Ihrem Kind Geborgenheit, Sicherheit und Orientierung spendet.

Die angemessene Bekleidung

Die Kleinen drehen, dehnen, strecken und räkeln sich beim Kinderyoga in alle möglichen Richtungen, weshalb sie Kleidung tragen, die locker und leicht sitzt. Dafür müssen Sie nicht extra spezielle Kleidung kaufen, denn ein T-Shirt und eine normale Jogginghose bzw. eine Leggings sind vollkommen ausreichend. Je nach Jahreszeit kann sich Ihr Kind dann im Winter beispielsweise noch einen dünnen Pullover überziehen. In jedem Fall sollte die Kleidung Ihres Kindes bequem und insbesondere unter den Armen sowie im Schritt weit genug geschnitten sein. Außerdem eignet sich Kleidung aus Naturmaterial gut, da sich diese beim Üben nicht elektrostatisch aufladen kann.

Die Yogamatte

Einige Asanas werden liegend auf dem Boden ausgeführt, wofür Ihr Kind eine Unterlage benötigt. Hierfür eignet sich eine Yogamatte hervorragend, die Ihrem Kind gleichzeitig eine gewisse Orientierung im Raum schenkt. Außerdem kann das Ausbreiten der Yogamatte den Beginn eines Yoga-Rituals markieren und die nachfolgende Übungseinheit einläuten. Rutschen die Füße oder die Unterlage beim Ausführen der Yogaübungen weg, besteht eine gewisse Unfallgefahr. Deshalb sollte die Unterlage, für die Sie sich entscheiden, in jedem Fall rutschfest sein. Heutzutage gibt es zahlreiche rutschfeste und dünne Yogamatten, die speziell in Kindermaßen angefertigt und in unterschiedlichen Farben und Stärken angeboten werden.

Für simple Entspannungsübungen ist dann eine einfache Wolldecke vollkommen ausreichend, die Sie auf die Yogamatte Ihres Kindes legen können. Wenn vorhanden, können Sie natürlich auch zu einer warmen, dicken Yogamatte greifen.

Der Übungsrhythmus

Die besten Erfolge stellen sich mit einer regelmäßigen Übungspraxis ein, da Ihr Kind das Yoga als festen Bestandteil in seinen Alltag integrieren und so eine kleine Ruheinsel schaffen kann, auf die es vertraut und die ihm Sicherheit spendet. Aus diesem Grund sollte die Übungspraxis ein Teil des Tagesablaufs sein und möglichst nicht isoliert stattfinden.

Grundsätzlich kann Yoga zu jeder Zeit des Tages ausgeübt werden, doch jedes Kind hat seinen eigenen Biorhythmus. So üben einige Kinder lieber am Morgen, wohingegen andere den Abend vorziehen. Am besten besprechen Sie gemeinsam mit Ihrem Kind, für welche Übungszeit Sie sich entscheiden.

Vor allem für morgenaktive Kinder ist die **Übungspraxis am Morgen** besonders schön. Sie kann die Kinder auf den bevorstehenden Tag einstimmen und auf all die Herausforderungen sowie Anforderungen vorbereiten, die der Tag mit sich bringt. Durch den Wechsel aus Entspannung und Anspannung starten die Kinder gestärkt und locker in den Tag und haben schon am Morgen das Gefühl, bereits etwas Tolles erlebt zu haben.

Am frühen Nachmittag zeigt der Biorhythmus des Körpers der Kinder dann eine erste Abwärtskurve auf, ehe er im weiteren Tagesverlauf noch einmal ansteigt. Das Üben am frühen Nachmittag kann dann helfen, die erlebten Ereignisse und gesammelten Erfahrungen des Vormittags zu verarbeiten und jegliche Anspannungen im Körper abzubauen. Anschließend sind die Kinder wieder bereit, sich vollkommen aufs Lernen oder Spielen einzulassen.

Sobald sich **der Tag dann dem Ende zuneigt** und die Kinder, überwältigt von den ganzen Eindrücken des Tages, zur Ruhe kommen sollten, kann Yoga dabei helfen, die körperlichen sowie geistigen Verspannungen und Blockaden des Tages zu lösen, die Erlebnisse leichter loszulassen und den Körper noch einmal kräftigt zu dehnen. Nach der Übungspraxis ist der Kopf dann frei, sodass einer guten Nachtruhe und unbelasteten Träumen nichts mehr im Wege steht.

Ganz gleich, für welche Tageszeit Sie sich gemeinsam entscheiden, achten Sie darauf, dass Ihr Kind nach der Übungspraxis nicht in Zeitnot gerät. In der Ruhe können sich die positiven Effekte der Yogapraxis viel besser entfalten und Stress lässt sich leichter abbauen. Sollten Sie dann einmal doch unter Zeitdruck geraten, ist es überhaupt nicht schlimm, wenn Sie die Übungspraxis einmal ausfallen lassen. Denn die Regelmäßigkeit des Yogas ist weitaus entscheidender als die Häufigkeit. Aus diesem Grund empfiehlt es sich, lieber kurz und regelmäßig als lang, aber dafür nur gelegentlich zu üben. Dabei sind am Anfang fünf bis zehn Minuten vollkommen ausreichend. Mit ein wenig Übung und unter der Voraussetzung, dass Ihr Kind Freude und Spaß am Yoga hat, kann die Yogaeinheit gerne auch bis zu 20 Minuten andauern. Tasten Sie sich mit Ihrem Kind langsam heran und geben Sie ihm Zeit, sich an die einzelnen Yogahaltungen zu gewöhnen und mit der Ausübung zurechtzukommen. Haben Sie gemeinsam mit Ihrem Kind die passende Tageszeit für die Übungspraxis herausgefunden, können Sie zusammen überlegen, wie oft Ihr Kind üben kann und möchte. Vergessen Sie dabei nicht, auch an Ihre eigenen Termine und Verpflichtungen zu denken. Fangen Sie anfangs lieber erst mit wenigen Einheiten pro Woche an und steigern Sie das Übungsvolumen, sobald Sie bemerken, dass Ihr Kind Freude an der Bewegung hat, statt mit den Übungen überfordert zu sein.

Das Yoga-Ritual

Um Kinder optimal und förderlich zu begleiten und ihnen Sicherheit sowie Orientierung zu spenden, sind **die drei R** wichtig. Sie stehen für **Regeln**, **Rhythmen** und **Rituale**. Sie erschaffen Verlässlichkeit, aus der heraus Vertrauen wachsen kann, was wiederum die Grundlage für alle zukünftigen Entwicklungen ist. Yoga kann Ihrem Kind bei der Orientierung in der Welt, in die es hineinwächst, helfen und ihm aufzeigen, dass es sein gesamtes Potenzial in diese einbringen kann.

Regeln

Führen Sie Ihr Kind zum ersten Mal an das Yoga heran, können Sie sich gleich zu Beginn gemeinsam Regeln überlegen, die während der Übungseinheit eingehalten werden sollten. Hierfür könnten Sie zum Beispiel vereinbaren, dass Sie und Ihr Kind jeweils im Vorfeld noch einmal **auf die Toilette gehen**, sich zu Beginn der Einheit die **Yogasachen** anziehen und immer auf der **Yogamatte** üben. Außerdem können Sie sich darauf einigen, bei jeder Stunde **immer das Beste zu geben**, **aufmerksam zuzuhören** und immer **alle Haltungen auszuprobieren**.

Rhythmen

Yogaeinheiten lassen sich wunderbar mit verschiedenen Rhythmen kombinieren. So eignen sich insbesondere **Klangschalen** oder **entspannende Hintergrundmusik** als Element während der Entspannungsphase. Suchen Sie sich am besten gemeinsam eine Musikquelle bzw. ein Instrument aus, das Ihnen beiden zusagt, und integrieren Sie dieses fortan in die Übungspraxis.

Rituale

Dabei fördert Yoga das Potenzial Ihres Kindes am besten, wenn die Regelmäßigkeit der Übung mit einem kleinen Ritual kombiniert wird. Zu diesem Ritual gehören einerseits **der wiederkehrende Beginn** sowie andererseits **das wiederkehrende Ende**. Um das Yoga als festen Bestandteil in den Alltag Ihres Kindes zu integrieren, sollten Sie sowohl Beginn als auch Ende der Übungspraxis immer gleich beibehalten. Hierzu zählt etwa, dass Sie und Ihr Kind nach Möglichkeit immer zur selben Zeit und am gleichen Ort üben sollten. Die Übungspraxis sollte darüber hinaus immer damit beginnen, dass Ihr Kind die Yoga-Kleidung anzieht, anschließend die Yogamatte ausbreitet und sich dann *aufwärmt*. Für das Üben im Sinne eines Rituals ist es zudem wichtig, dass Ihr Kind nicht immer unterschiedliche Yoga-Reihen ausführt, sondern über mehrere Übungstage hinweg bei den immer selben Yogaübungen bleibt. Denn nur so können sich auch die jeweiligen Wirkungen der einzelnen Haltungen nachhaltig entfalten.

Neben dem wiederkehrenden Beginn ist auch das wiederkehrende Ende von großer Bedeutung und sollte deshalb ritualisiert werden. Hierfür eignen sich zum Beispiel verschiedene Entspannungsübungen, die Sie im Kapitel „*Schlussentspannung*“ finden. Im Anschluss können Sie Ihr Kind fragen, wie es ihm geht, und sich gemeinsam über die Erfolge freuen, die es verzeichnet.

Außerdem ist es wichtig, dass Sie Ihr Kind immer wieder loben und ihm mitteilen, wenn es sichtbare Fortschritte gemacht hat. Nach der Übungspraxis räumen Sie dann in Ruhe und gemeinsam alle Utensilien auf und legen diese zurück an ihren Ort. Geben Sie Ihrem Kind zudem Zeit für sich selbst, damit es die Impulse aus der Übungspraxis verinnerlichen und die innere Ruhe der Einheit noch ein wenig nachwirken kann.

AUFBAU DER EINHEIT

Das Aufwärmen

Bevor Ihr Kind mit der Übungspraxis startet, sollte es sich erst einmal für wenige Minuten aufwärmen, um einerseits die großen Muskelgruppen zu aktivieren, zu dehnen und besser zu durchbluten und andererseits den Kreislauf anzuregen und den Körper auf die bevorstehenden Yogaübungen vorzubereiten.

Der Hauptteil

Der Hauptteil der Übungspraxis im Kinderyoga setzt sich aus Yogareisen oder Yogageschichten zusammen, die mit thematisch passenden Asanas oder ganzen Asana-Reihen ergänzt werden. Die Themen können Sie gemeinsam mit Ihrem Kind frei wählen und sich so zum Beispiel, wie im Kapitel „Yogageschichten mit Asanas“ oder „Entspannungsgeschichten mit Asanas“, auf eine Reise durch den Märchenwald begeben oder aber auch eine Expedition in den Dschungel machen, die Geschichte der Sonne nachstellen, auf die Geburtstagsfeier vom Krokodil gehen oder Eddie bei seinem Ausflug begleiten.

Die Vorbereitung auf die Schlussentspannung

Die Vorbereitung auf die Schlussentspannung markiert den Übergang von der aktiven Phase der Übungspraxis, nämlich die Ausführung der einzelnen Asanas, hin zur passiven Phase des Kinderyogas, die abschließende Entspannung. Hier lassen sich verschiedene Techniken, zum Beispiel Achtsamkeits- oder Atemübungen (siehe Kapitel „Fantasiereisen“, „Innere Ruhe: Kindermeditation“ und „Entspannungsgeschichten mit Asanas“), eine Reihe ruhiger Asanas oder Pranayama einbauen.

Beim Yoga geht es nicht nur um körperliche Übungen, sondern auch um die Atmung – das sogenannte Pranayama. Der Terminus Pranayama setzt sich aus den beiden Begriffen Prana (Atmung/Lebensenergie) und Ayama (kontrollieren, beherrschen, erweitern) zusammen.

Demnach bedeutet Pranayama wörtlich übersetzt, die **Lebensenergie bewusst zu kontrollieren und die Atmung zu vertiefen**. Und diese Kontrolle geschieht beispielsweise durch verschiedene Atemübungen. Da sich die Asanas an der Atmung ausrichten und dadurch Unterstützung bekommen, kommt der Atemtechnik im Yoga grundsätzlich eine höhere Bedeutung zu und steht demnach strenggenommen noch vor der körperlichen Bewegung. Pranayama stellt die vierte Stufe des achtgliedrigen Pfades dar. Durch die Veränderung der Atmung gelingt es uns, die Lebensenergie zu lenken.

Aus diesem Grund sind Pranayama-Übungen auch für die Yogaeinheiten von Kindern unverzichtbar. Sobald man beginnt, sich mit der vierten Stufe näher auseinanderzusetzen, bemerkt man schnell, dass es sich beim Pranayama um ein sehr komplexes Thema handelt. Denn es gibt eine Vielzahl an unterschiedlichen Atemübungen, die verschiedenste Wirkungen haben und sich kaum voneinander unterscheiden.

Die Schlussentspannung

Auch im Kinderyoga darf die Schlussentspannung weder fehlen noch zu kurz kommen. Für den Abschluss der Übungspraxis sind der Fantasie keine Grenzen gesetzt und die Schlussentspannung lässt sich ganz vielseitig gestalten. Hierfür kommen zum Beispiel Traumreisen, Visualisierungsübungen, Massagegeschichten oder das Wechselerlebnis von Entspannung und Anspannung in Frage. Daneben erfreuen sich oftmals auch das Malen oder das Anfertigen von Mandalas zur Entspannung großer Beliebtheit bei Kindern. Im Kapitel „Schlussentspannung“ finden sich einige Anregungen für einen hervorragenden Abschluss der Yogaeinheit wieder.

Infokasten

- Grundsätzlich kann jedes Kind – unabhängig des Alters und unabhängig davon, ob die Eltern mit dem Yoga vertraut sind oder nicht – Yoga praktizieren.
- Sollten Sie sich bezüglich der Entwicklung, des Körpergewichts oder der Haltung Ihres Kindes oder aber aufgrund von speziellen körperlichen und/oder geistigen Bedürfnissen und/oder regelmäßiger therapeutischer oder ärztlicher Behandlungen Ihres Kindes Gedanken bezüglich der Ausübung von Yoga machen, halten Sie gerne Rücksprache mit einem Arzt.
- Vertrauen Sie Ihrem Kind und seiner Bewegungsfähigkeit.
- Die besten Erfolge erzielt Ihr Kind mit einer regelmäßigen Übungspraxis. Denn dadurch nimmt das Yoga einen festen Bestandteil im Leben Ihres Kindes ein.
- Finden Sie den richtigen Platz, den richtigen Übungsrhythmus und angemessene Bekleidung und kaufen Sie idealerweise eine Yogamatte.
- Entwickeln Sie aus der Übungspraxis ein Yoga-Ritual (wiederkehrender Beginn, wiederkehrendes Ende).
- Yogastunden für Kinder werden typischerweise in ein Thema eingebettet.
- Achten Sie darauf, dass sich Ihr Kind vor Übungsbeginn ausreichend aufwärmt.
- Nach der Aufwärmung folgt der Hauptteil der Kinderyogastunde, der sich aus Yogareisen oder Yogageschichten zusammensetzt. Diese werden mit den thematisch passenden Asanas oder ganzen Asana-Reihen kombiniert.
- Die Vorbereitung auf die Schlussentspannung stellt den Übergang von der aktiven in die passive Phase dar.
- Die Schlussentspannung lässt sich vielseitig gestalten. Sie markiert das Ende der Übungspraxis.

In der Praxis: Yogaübungen

DAS AUFWÄRMEN

Rekeln & Strecken

Rekle und strecke dich als Allererstes so oft und so stark, wie es sich für dich gerade richtig und gut anfühlt. Danach dehnst du dich in alle Richtungen. Währenddessen kann es vorkommen, dass du gähnen musst. Das ist vollkommen normal und du kannst es einfach geschehen lassen.

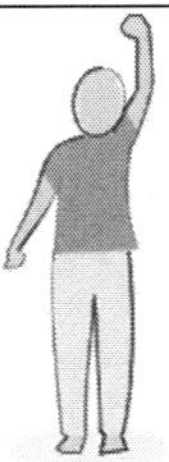

Schütteln

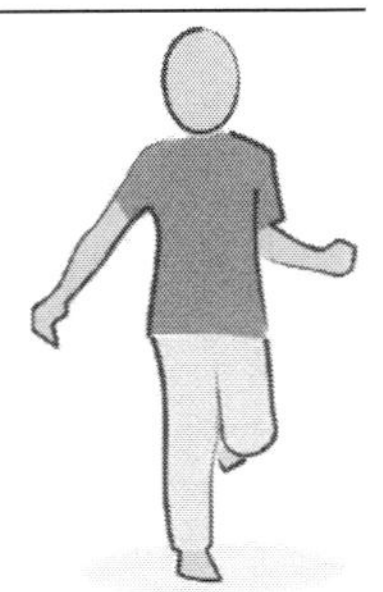

Als Nächstes schüttelst du dich einmal kräftig durch. Beginne am besten damit, dass du zuerst deinen rechten Fuß und dann deinen linken Fuß schüttelst. Anschließend wanderst du weiter nach oben und schüttelst erst dein rechtes und dann dein linkes Bein. Schüttele deine Beine erst zur Seite und dann nach vorne und anschließend nach hinten. Im Anschluss schüttelst du erst deinen rechten und dann deinen linken Arm zur Seite, dann nach vorne und dann nach hinten. Vergiss nicht, auch deine Schultern kräftig zu schütteln, um im Oberkörper ganz locker zu werden. Zum Schluss bleibst du einen Augenblick lang ganz ruhig stehen. Lasse deine Schultern und deine Arme hängen und spüre in deinen Körper hinein. Kannst du deinen eigenen Atem spüren und wie fühlen sich deine Arme, deine Beine, deine Füße und deine Schultern an?

Armschwingung

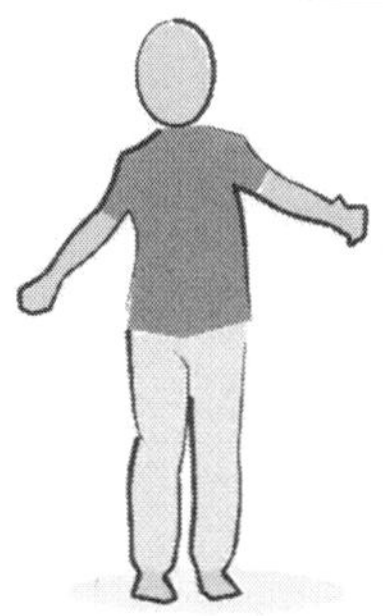

Nach dem Rekeln, Strecken und Schütteln schwingst du deine Arme aus den Schultern heraus nach vorne und wieder zurück. Dabei gehst du in deinen Knien locker mit und schwingst deine Arme gegenläufig. Wenn also dein linker Arm nach vorne schwingt, schwingt dein rechter Arm nach hinten und umgekehrt. Zum Schluss kannst du dich noch zur einen Seite und anschließend zur anderen Seite drehen, während du deine Arme hin- und herschwingen lässt.

Haa-Ausatmung

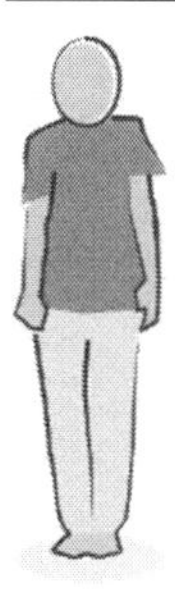

Zum Abschluss deiner Aufwärmung stellst du dich noch einmal aufrecht hin und ziehst während der nächsten Einatmung deine beiden Schultern nach oben. Anschließend atmest du mit einem Haa wieder aus und lässt gleichzeitig deine Schultern kontrolliert fallen. Deine Arme und deine Hände hängen dabei locker seitlich herunter. Atme noch einige Male ein und wieder aus und lasse das Haa immer tiefer aus deinem Bauch kommen.

Diese Aufwärmübungen sind nur eine kleine Auswahl an Übungen, die sich zu Beginn der Yogaeinheit ideal eignen. Darüber hinaus können aber auch Aufwärmspiele, Bewegungsrunden oder beispielsweise die Übungsreihe des Sonnengrußes in die Übungspraxis integriert werden.

Stopptanz mit der Klangschale

Der Stopptanz mit der Klangschale eignet sich ganz wunderbar als Aufwärmspiel zu Beginn der Yogaeinheit. Während Sie die Klangschale anschlagen, nennen Sie ein Körperteil, den Ihr Kind daraufhin mit beiden Händen anfassen muss. Die Hände Ihres Kindes sollten dabei so lange an diesem Körperteil liegen bleiben, bis Sie die Klangschale ein weiteres Mal anschlagen. Dadurch können Sie die Aufmerksamkeit Ihres Kindes spielerisch auf den eigenen Körper lenken.

Die fliegenden Farben

Bei dem Bewegungsspiel der fliegenden Farben muss sich Ihr Kind zunächst bestimmte Farben und den Farben zugehörige Bewegungen merken. Je nach Alter Ihres Kindes können Sie dieses Spiel mit einer, zwei oder mehreren Farben spielen. Wenn Sie möchten, können Sie sich an dem folgenden Beispiel orientieren, bei dem vier Farben und entsprechende Bewegungen ausgewählt wurden:

- **Farbe Gelb:** Summe wie eine Biene und fliege von einer Blume zur nächsten
- **Farbe Rot:** Hüpfe wie ein kleiner Hase, als wenn der Boden brennen würde
- **Farbe Grün:** Springe wie ein Frosch hin und her
- **Farbe Blau:** Bewege deine Arme wie Flügel auf und ab

Sobald das Spiel beginnt, bewegt sich Ihr Kind frei im Raum. Nacheinander rufen Sie nun die einzelnen Farben auf und beobachten, wie Ihr Kind die dazugehörigen Bewegungen ausführt.

Freeze

Bei diesem Bewegungsspiel läuft Ihr Kind zunächst frei im Raum herum, während Sie im Hintergrund Musik laufen lassen. Sobald Sie die Musik dann ausdrehen, muss Ihr Kind für einen Moment erstarren und entweder eine Yogahaltung oder eine Haltung aus seiner Fantasie einnehmen. Alternativ können Sie bei diesem Aufwärmspiel auch mit Klangschalen oder einem Trommelrhythmus arbeiten.

DER HAUPTTEIL: ASANAS

Asana ist die dritte Stufe des achtgliedrigen Pfads nach Patanjali und bedeutet in der wörtlichen Übersetzung aus dem Sanskrit Sitz oder Körperstellung. Im Allgemeinen bedeutet Asana, dass eine bestimmte Körperhaltung über eine längere Zeit entspannt und bequem eingenommen wird. Da eine Vielzahl von Asanas von natürlichen Haltungen sowie Bewegungen abgeleitet wurde und dadurch die Natur als Vorbild nutzt, tragen zahlreiche Asanas auch die Namen von Tieren. Durch das Ausüben der einzelnen Asanas stellt sich die wohltuende Wirkung dieser Haltungen ein, die die Tiere dazu veranlasst, diese ganz instinktiv und intuitiv einzunehmen.

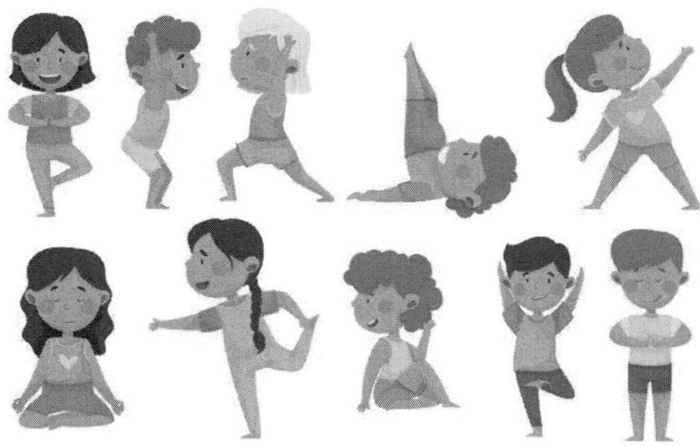

Yoga als Teil des täglichen Lebens ist so gestaltet, dass unser Körper systematisch und Schritt für Schritt von simplen und vorbereitenden Übungen auf anspruchsvollere und schwierige Asanas vorbereitet wird. Zu Beginn, am Ende sowie zwischen den einzelnen Asanas jeder Yogaeinheit finden dann verschiedene Entspannungsphasen Anwendung, wodurch das Gefühl für den eigenen Körper geschult werden soll. Denn die Voraussetzungen für die korrekte Ausführung jeder einzelnen Yogaübung sind sowohl die körperliche als auch die geistige Entspannung, da sich die Wirkungen der Asanas erst dadurch vollkommen entfalten können.

Während der Durchführung der Asanas ist dann unsere Atmung von ganz wesentlicher und großer Bedeutung, weil die Übungsausführung durch den Einklang von Bewegung und Atmung an Harmonie dazugewinnt. Bei der Ausführung der einzelnen Asanas vertieft sich die Atmung, während Stoffwechsel und Kreislauf angeregt werden. Indem wir uns beim Üben ganz bewusst auf die verspannten Körperteile konzentrieren und diese dann mit jeder einzelnen Ausatmung entspannen, kann uns unsere Atmung erheblich bei der Muskelentspannung unterstützen.

Die Asanas markieren den längsten Teil einer Yogaeinheit, der den Kindern in der Regel auch am meisten Spaß macht. Denn sie können spielerisch, kreativ und ganz ohne Wettbewerb ausprobieren, was ihnen Freude bereitet und was sie mit ihrem Körper so alles anstellen können. Im Gegensatz zu Erwachsenen lieben Kinder hierbei vermehrt die Abwechslung und probieren gerne mehrere Variationen einer Haltung aus. Aus diesem Grund ist es immer gut, auch als Eltern einen gewissen Grad an Spontanität mit in die Übungspraxis einzubringen.

Doch auch wenn die Asanas im Kinderyoga in Spiel, Spaß und Geschichte eingebunden sind, sollten Sie gemeinsam darauf achten, die Asanas bewusst und fokussiert auszuführen, damit sich ihre Wirkungen sowie ihre vielfältigen positiven Effekte im Körper und im Geist der Kinder entfalten können.

Die positiven Eigenschaften der Tiere im Asana: Gefühle verstehen

Im Yoga tragen eine Vielzahl der Asanas Tiernamen, sodass die oftmals eher abstrakten Ideen der Yogahaltungen vor allem für Kinder viel leichter greifbar sind. Dabei haben viele Asanas die Natur als Vorbild und lassen sich deshalb von den natürlichen Haltungen und Bewegungen der Tiere selbst ableiten. Die alten Yogis waren sogar demütig genug, um nicht nur von den großen und starken Tieren, sondern auch von den kleinsten unter ihnen zu lernen. Durch das Ausüben der einzelnen Asanas stellen sich dann die gesundheitsfördernden Wirkungen ein, die die Tiere instinktiv dazu bewegen, jene Haltungen von selbst einzunehmen.

Mit etwas Fantasie kann man den meisten Asanas ihre Tiernamen ansehen. So wippen Kinder bei dem Schmetterling mit ihren Beinen, um davonzufliegen. Im Frosch springen sie in der Hocke hin und her und im Fisch machen sie sich auf der Matte ganz lang. Auch der Gorilla, der sich lautstark auf die Brust trommelt, ist im Kinderyoga keine Seltenheit.

Jedes Tier, inklusive seiner Haltungen, ist einzigartig und individuell und verbindet im Yoga Eigenschaften auf eine ganz besondere Weise miteinander oder ist in irgendetwas besonders gut – genauso wie die Kinder, die die Asanas ausüben. Doch die Individualität der jeweiligen Asanas trifft nicht nur auf die Tierhaltungen zu, denn auch die Stabilität eines Baumes oder die Festigkeit eines Berges können den Kindern so einiges beibringen.

In unserer unmittelbaren Umgebung finden sich zahlreiche Dinge wieder, von denen wir lernen und etwas mitnehmen können. Und sobald Kinder diese Dinge – ob nun Tiere, Berge oder die Sonne – mit ihrem Körper nachahmen, können sie sich ebenso in deren Qualitäten hineinversetzen und dadurch tiefe Einsichten für sich selbst gewinnen.

Für Ihr Kind ist es unglaublich wertvoll, wenn Sie es immer wieder daran erinnern, warum es die einzelnen Asanas auf eine bestimmte Art und Weise ausführt. Denn so gewinnen die abstrakten Bedeutungen, wie Selbstwertgefühl oder Durchsetzungsfähigkeit, die wir den Tieren zuschreiben, an Bedeutung und Greifbarkeit. Deshalb kann es für Ihr Kind eine große Hilfe sein, wenn Sie den Namen des Tieres, das gerade nachgeahmt wird, und dessen jeweilige Wirkung immer wieder wiederholen und somit abstrakten Begriffen eine ganz neue Form verleihen. Denn vor allem für Kinder ist es schwer, Dinge wie Lebendigkeit, Harmonie oder Zentriertheit zu visualisieren. Ein lebendiger Fisch, ein harmonischer Schmetterling und ein zentrierter Flamingo lassen sich da schon viel eher verbildlichen.

Im Yoga ist alles ein Kann und niemals ein Muss. Wenn sich Ihr Kind also vor dem lauten Gorilla fürchtet, ist dieses Tierasana keine gute Metapher für Ihr Kind. Überlegen Sie sich deshalb eine andere Haltung, der Sie dieselben positiven Eigenschaften zusprechen. Die jeweiligen Namen der Asanas können eine Einladung für Ihr Kind sein, müssen es aber nicht.

Doch die Tiernamen haben nicht nur rein optische Bedeutungen, denn jedes einzelne Asana wirkt sich auch auf eine bestimmte Art und Weise auf die Psyche Ihres Kindes aus. Im Kapitel „Die Yoga-Asanas im Kinderyoga“ finden Sie die Beschreibung der Ausführung sowie eine Liste der positiven Eigenschaften von einer Reihe von Asanas, die auch im Kinderyoga praktiziert werden können.

Mut, Durchsetzungsfähigkeit & Konzentration: Kinder mit Yoga fördern

Yoga bringt eine Vielzahl positiver Effekte mit sich, weshalb es kaum verwunderlich ist, dass so mancher Erwachsene regelrecht auf Yoga schwört. So reguliert das Praktizieren etwa den Hormonhaushalt, stärkt das Nervensystem, baut übermäßigen Stress ab, verbessert den Schlaf, stoppt das Gedankenkarussell und hält uns fit und gesund. Doch im Gegensatz zu Erwachsenen stehen bei Kindern nicht unbedingt die positiven Effekte des Yogas, sondern vielmehr immer der Spaß an oberster Stelle, der beim Kinderyoga garantiert nicht zu kurz kommt. Und während sich die Kinder an den tollen Geschichten und den lustigen Tieren erfreuen, die sie auf ihrer Matte kichernd nachahmen, sorgt das Kinderyoga gleichzeitig auch bei ihnen für einen körperlichen sowie geistigen Ausgleich.

Da Kinderyoga so viel Spaß und Freude bereitet, empfinden Kinder das Ausüben der einzelnen Asanas, Pranayamas, der Entspannungsübungen und Co. überhaupt nicht als etwas, das neben dem Spaßfaktor auch noch ihrer Gesundheit guttut und sie stark macht. Dabei fördern die verschiedenen Körperübungen im Kinderyoga die Flexibilität des Körpers, stärken die Muskeln, bewegen die Wirbelsäule in alle möglichen Richtungen, trainieren das Gleichgewicht sowie die Koordination, bauen Anspannungen ab und verbessern allgemein die Körperwahrnehmung. Das Wechselspiel aus aktivierenden und harmonisierenden Übungen bringt zudem die Energien der Kinder zurück ins Gleichgewicht, was sie stärker macht und ihnen Selbstvertrauen sowie viel Mut spendet.

Darüber hinaus tragen die einzelnen Atemübungen zu einer Verbesserung der Lungenkapazität sowie der Effektivität des Kreislaufes bei und unterstützen die Ausdauer der Kinder. Durch die bewusste Steuerung der Atmung wird außerdem die Koordination gestärkt sowie die geistige Entwicklung der Kinder gefördert. Die unterschiedlichen Atemübungen sind auch eine tolle Methode, um mit Stress umzugehen und daraus resultierenden Kopfschmerzen vorzubeugen. Des Weiteren steigern Kinder, die Atemübungen im yogischen Sinne praktizieren, ihre Konzentrationsfähigkeit und ihre geistige Leistungsfähigkeit, wodurch sie in der Folge auch ihre schulischen Leistungen verbessern können.

Zudem stärken Atemübungen die Lebensenergie, das sogenannte Prana, der Kinder und damit ihre Ausstrahlung, wodurch sie aktiv zu ihrem Selbstbewusstsein und ihrem Selbstwertgefühl beitragen.

Neben Körper- und Atemübungen ist auch die Entspannung eine wichtige Säule im Kinderyoga, da Verspannungen bereits in jungen Jahren auftauchen können. Die Ursachen hierfür sind vielfältig und reichen vom Mangel an Bewegung und frischer Luft über Probleme im häuslichen oder schulischen Umfeld bis hin zu psychischer Anspannung, die in Form von körperlicher Verspannung zum Ausdruck kommen kann. An dieser Stelle setzen die Entspannungsübungen des Yogas an und helfen den Kindern, ihr Nervensystem wieder zurück ins Gleichgewicht zu bringen und Spannungen abzubauen, wodurch Körper und Geist spürbar ausgeglichener sind.

Weiterhin führt das Yoga die Kinder bereits früh an das positive Denken heran, das einen enormen Einfluss auf zahlreiche interne sowie externe Prozesse hat. Denn unsere Gedanken beeinflussen unsere Handlungen und dementsprechend auch unser Verhalten. Durch Yoga lernen Kinder, dass positive Gedanken einen positiven Einfluss auf ihr gesamtes Leben haben.

Für Kinder ist es oftmals schwierig, die Wichtigkeit der Vielzahl an positiven Effekten des Kinderyogas zu verstehen, und scheinbar endlose Lehrstunden über die Wirkungen der einzelnen Asanas führen schnell zu Langeweile. Um Ihrem Kind die positiven Effekte des Kinderyogas dann aber doch einmal näherzubringen, können Sie ihm diese kleine Geschichte erzählen:

QR-Code oder Link zur Audio-Datei

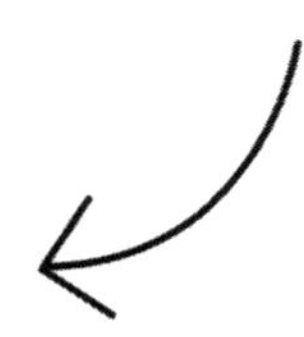

https://bit.ly/3zgN8x9

„Stelle dir vor, du bist ein großer Baum mit einem starken Stamm, dessen Wurzeln in den Boden wachsen und dessen Krone sich nach oben ausrichtet. Anfangs sind deine Wurzeln noch ganz schwach und können nicht wirklich wachsen und sich in der Erde des Bodens verankern, sodass du bei einem starken Sturm vielleicht sogar umkippen würdest. Um das zu verhindern, müssen deine Wurzeln stärker werden, damit sie dich tragen und sich im Boden verankern können. Denn nur so können die vielen Nährstoffe durch deine Wurzeln in den Stamm deines Baumes gelangen und auch das letzte Blatt an deiner Baumkrone erreichen. Diese Nährstoffe sind viele wichtige Eigenschaften – wie Selbstbewusstsein, innerliche Stärke, Mut, Selbstvertrauen, Resilienz, Durchsetzungsfähigkeit, Konzentration und Selbstliebe –, die du in deinem Leben brauchst. Und wenn dann dunkle Wolken am Himmel aufkommen und einen Sturm – in Form von Rückschlägen, Streit, Herausforderungen, Schicksalsschlägen, Druck usw. – mit sich bringen, bleibst du fest und sicher stehen, denn du weißt, dass du stark bist und genügend Halt hast, um nicht umzukippen. Und damit du all die Stürme, die in deinem Leben aufkommen werden, leichter überstehen kannst, macht es Sinn, deine Wurzeln durch die Übungen des Kinderyogas zu stärken."

Im Leben wird es immer mal wieder Umstände geben, die die Wurzeln von Kindern schwächen wollen, doch das Kinderyoga ist eine ganz wundervolle Methode, um diesem Versuch entgegenzuwirken. Vielleicht fallen Ihrem Kind noch weitere Ideen ein, die seine Wurzeln stärken können – zum Beispiel die Zeit mit der Familie, das ausgiebige Spielen mit Freunden oder das Lieblingshobby.

Die Yoga-Asanas im Kinderyoga

Das Besondere an den in diesem Kapitel vorgestellten Yoga-Asanas ist, dass sie für Kinder thematisch nachvollziehbar sind, da es hierbei unter anderem um einen Märchenwald geht, in dem sich Berge, Bäume, die Sonne sowie Kindern bekannte Tiere wiederfinden. Dabei sind die im nachfolgenden erläuterten Asanas eine Auswahl aus einer Reihe von weiteren Haltungen, die sich hervorragend für das Kinderyoga eignen. Damit sollen diese also lediglich als Inspiration dienen und können selbstverständlich durch weitere Asanas ergänzt werden. Außerdem können die Haltungen mit Geschichten oder anderen Geräuschen sowie Bewegungen kombiniert werden.

Es gibt von Kind zu Kind immer individuelle Unterschiede in Bezug auf das Alter, in dem die einzelnen Yoga-Asanas ausgeführt werden können. Deshalb gilt auch an dieser Stelle wieder, dass der Spaß und die Freude an der Bewegung im Vordergrund stehen sollten und dass Yoga den Kindern ohne Streben nach Perfektion sowie ohne jeglichen Leistungsdruck nähergebracht werden sollte. Es ist nämlich überhaupt nicht schlimm, wenn nicht immer alles sofort auf Anhieb klappt. Wichtig ist nur, dass Sie gemeinsam mit Ihrem Kind dranbleiben, nicht aufgeben und gemeinsam darüber lachen, falls der Balanceakt einmal wieder zur wahren Herausforderung werden sollte.

Am besten üben Sie die Übungen immer gemeinsam mit Ihrem Kind, indem Sie die Asanas demonstrieren und Ihr Kind die Positionen nachahmt. Vor allem kleinere Kinder lernen am besten, indem sie zunächst beobachten und anschließend selbst nachahmen. Für ältere Kinder empfiehlt es sich außerdem, einige der Übungen als kurze Entspannungsübungen in der Schule auszuführen, um zwischendurch ein wenig zur Ruhe finden oder neue Energie tanken zu können. Hierfür eignen sich insbesondere Atemübungen sowie erfrischende Asanas hervorragend, die direkt an Ort und Stelle und ohne Vorbereitung oder zusätzliche Ausrüstung ausgeführt werden können. Ihr Kind wird ganz schnell merken, dass kurze Einheiten zwischendurch die Konzentrationsfähigkeit steigern und sehr erfrischend sein können.

Der Adler

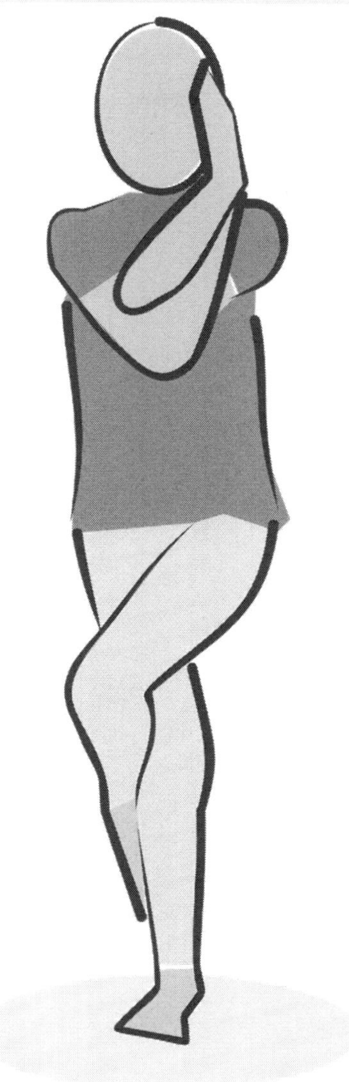

Stelle dich aufrecht auf deiner Yogamatte hin und strecke deine großen Flügel aus, indem du deine Arme seitlich hochhebst, diese dann ineinander verschränkst und deine Hände zusammenführst. Jetzt streckst du dein linkes Bein nach vorne aus und wickelst es anschließend um dein rechtes Bein herum. Wechsle nun die Seite, indem du dieses Mal dein rechtes Bein anhebst und es um dein linkes Bein herumwickelst.

- Stärkung des Gleichgewichts
- Lösung von Verspannungen
- Verbesserung der Flexibilität
- Lockerung, Dehnung und Kräftigung des unteren Rückens, der Beine und der Hüftgelenke
- Verbesserung der Konzentration
- Harmonisierung, Stabilisierung und Zentriertheit

Der Affe

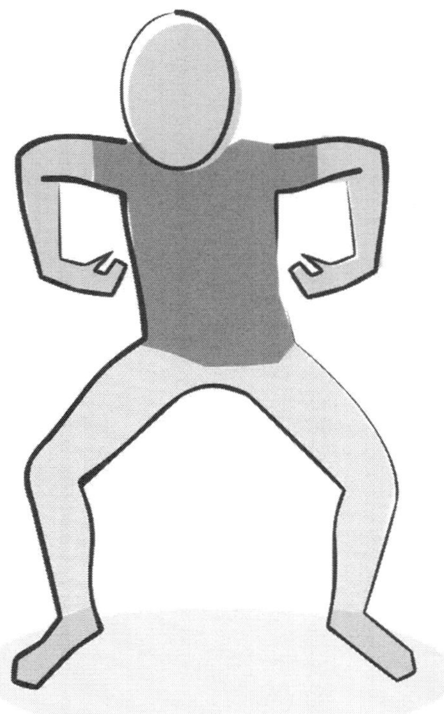

Stelle dich etwas weiter als hüftbreit auf deiner Yogamatte auf und beuge deine Knie. Winkle deine Arme an und bringe deine Hände zu deinen Achseln. Federe nun ganz locker und ganz leicht in deinen Knien und rufe dabei U-A-A wie ein kleines Äffchen.

- Kräftigung der Beine
- Steigerung der Flexibilität der Kniegelenke
- Förderung der Ausdauer
- Erfrischung und Energetisierung

Der Anker

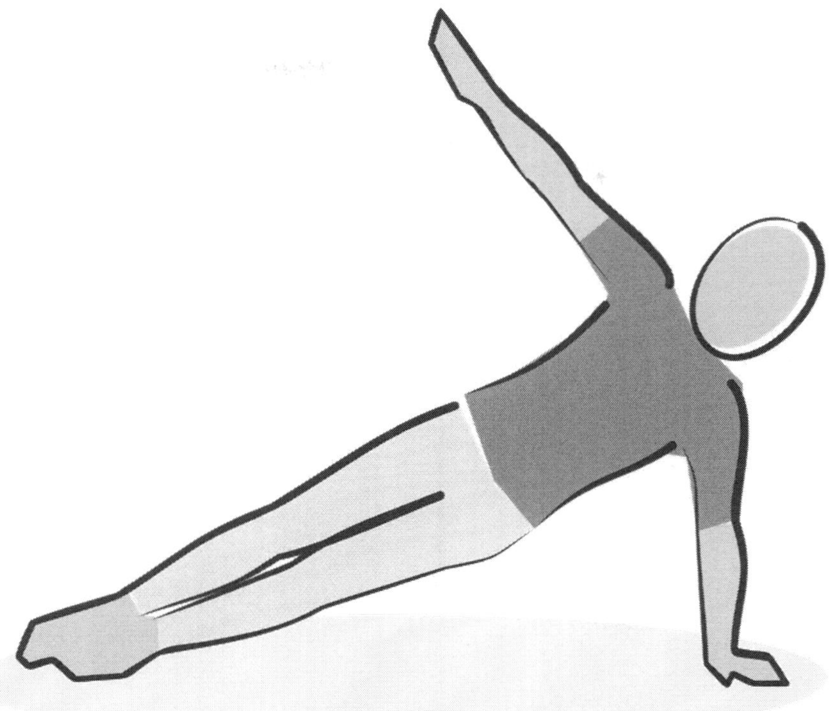

Lege dich seitlich auf deine Yogamatte und stütze dich auf deiner linken Hand sowie auf der Außenkante deines linken Fußes ab. Nun hebst du deine Hüfte langsam und kontrolliert nach oben und streckst dabei deinen rechten Arm senkrecht nach oben. Anschließend wechselst du die Seite.

- Kräftigung des gesamten Körpers
- Schulung des Gleichgewichts
- Stärkung des Selbstvertrauens, der Entschlossenheit sowie des Durchhaltevermögens
- Überwindung von Ängsten
- Harmonisierung beider Körperhälften

Der Baum

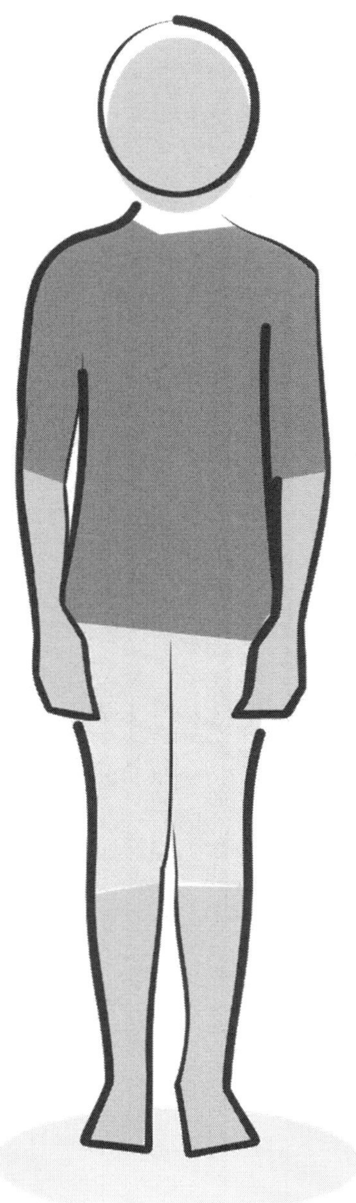

Stelle dich mit geradem Rücken aufrecht auf deine Yogamatte, wobei deine Füße nur leicht voneinander entfernt stehen und deine Knie ganz locker sind. Um die erste Wurzel des Baumes im Boden zu verankern, stellst du nun deinen linken auf den rechten Fuß. Hierdurch entsteht in deinen Beinen eine leichte Drehung, wodurch sich auch dein Oberkörper sowie dein Becken leicht mitdrehen. Nachdem du dich fest im Boden verwurzelt hast, wächst du auch nach oben hin wie ein Baum weiter. Dafür lässt du weiterhin deine Knie locker, dehnst aber deinen Rücken und deine Beine so lang wie möglich.

Um dem Baum nun Äste zu verleihen, streckst du deine Arme über deine Körperseiten aus und hebst sie anschließend nach oben in die Luft. Atme einige Male ein und wieder aus, senke deine Arme anschließend und stelle beide Füße auf dem Boden auf. Wechsle nun die Seite, indem du deinen rechten Fuß auf deinen linken Fuß stellst. Nachdem du ein wenig geübt hast, kannst du gerne auch einmal ausprobieren, ob du es schaffst, deinen Fuß an der Oberschenkelinnenseite des gegenüberliegenden Beines abzulegen, anstatt deine Füße übereinanderzubringen.

Um einen anderen Baum nachzuahmen, dessen Äste ein wenig anders aussehen als die des Baumes, in den du dich gerade eben verwandelt hast, hebst du deine Arme seitlich so weit nach oben an, dass deine Arme auf Schulterhöhe eine gerade Linie bilden. Die Äste des Baumes sind so stark, dass sie mehrere Atemzüge in derselben Position verweilen können, ohne dass sie der Wind aus dem Gleichgewicht bringen kann.

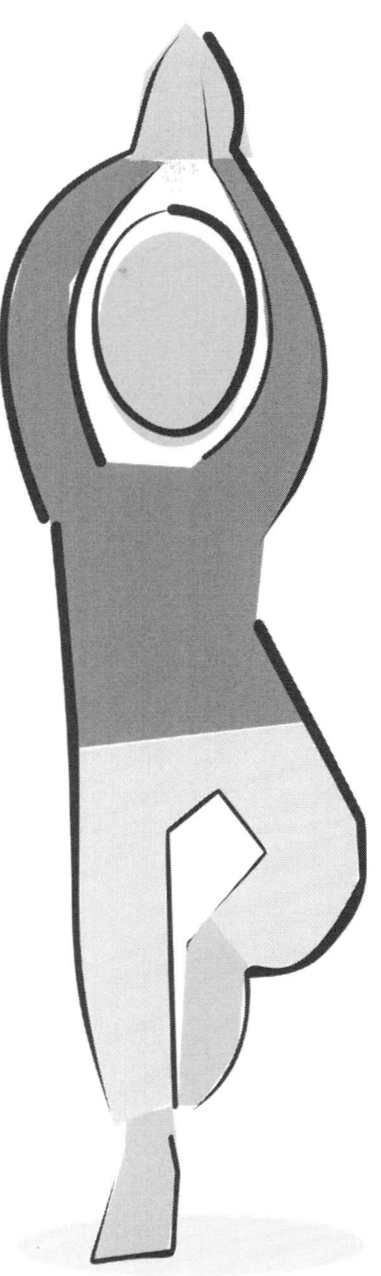

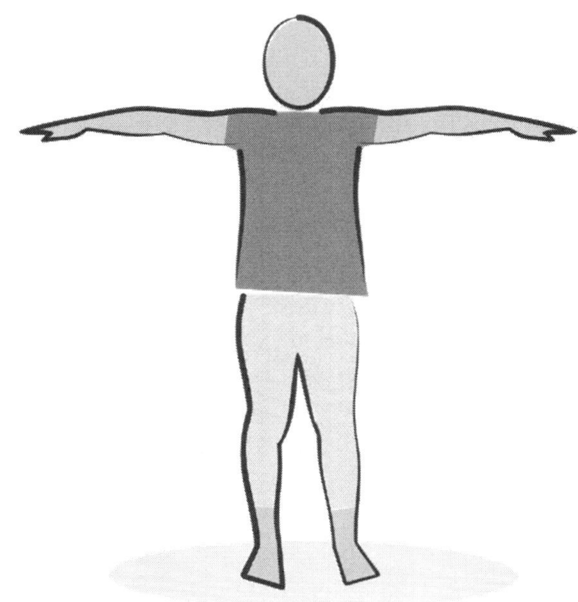

Doch auf einmal wird der Wind stärker und stärker, sodass die Äste des Baumes leicht im Wind schwanken. Auch wenn die Wurzeln des Baumes fest in der Erde verankert sind, lässt du deine Arme kontrolliert hin und her wiegen. Der Wind wird immer stärker, sodass sich nicht nur die Äste, sondern auch der gesamte Stamm, also dein Körper, von einer zur anderen Seite biegen. Nach einer Weile dreht sich der Wind ein wenig und lässt dich nun auch von vorne nach hinten biegen, wobei du während des gesamten Sturmes niemals dein Gleichgewicht verlierst.

- Stärkung des Gleichgewichts
- Förderung der Konzentration
- Stärkung der Beinmuskulatur
- Kräftigung von Rumpf und Wirbelsäule
- Verbesserung der Körperhaltung
- Entwicklung von geistiger und körperlicher Stabilität

Der Berg

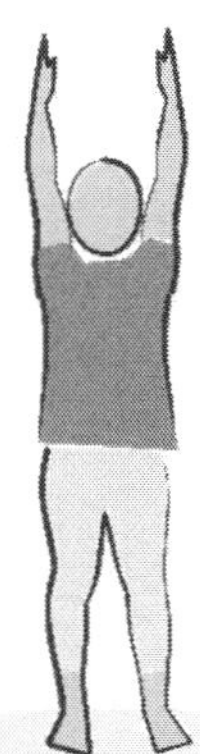

Stelle dich mit etwas auseinandergestellten Beinen aufrecht auf deiner Yogamatte hin. Strecke deine Arme nach oben in die Luft und lege, wenn du möchtest, beide Handinnenflächen aneinander. Stelle dir währenddessen vor, dass du ein ganz großer und hoher Berg bist, der einerseits fest in der Erde verankert ist und sich andererseits bis hoch in die Wolken erstreckt. Auf einmal weht am Gipfel des Berges ein kräftiger Wind. Atme nun tief durch deine Nase ein und lasse beim Ausatmen ein Windgeräusch entstehen, indem du die eingeatmete Luft mit einem langen Pffff durch deinen Mund wieder ausatmest. Die kräftigen Windstöße lassen alle dunklen Wolken am Himmel verschwinden, sodass die Sonne wieder ganz hell strahlen kann. Bringe deine Arme in einem Kreis erst von innen nach außen und danach nach unten, um die Sonne darzustellen. Anschließend führst du wieder deine Handflächen zueinander und bringst sie vor deiner Brust zusammen, damit die Sonne auch im Wald ganz hell leuchten kann. Vergiss dabei nicht, dass auch dein Gesicht strahlen und dein Mund lächeln darf. Zum Schluss kannst du deine Arme locker an deinen Körperseiten herabhängen lassen.

- Verbesserung der Körperhaltung
- Entlastung der Wirbelsäule sowie der Hüften
- Aufrichtung der Wirbelsäule
- Stärkung der Rückenmuskulatur
- Verbesserung der Verbindung zur Erde
- Steigerung der Konzentrationsfähigkeit
- Förderung des Gleichgewichts
- Verbesserung des Selbstwertgefühls und der eignen Ausstrahlung
- Aufbau innerer Gelassenheit und geistiger Stabilität sowie Ruhe

Die Biene

Setze dich entspannt im Schneidersitz auf den Boden, schließe deine Augen und lege deine Zeigefinger leicht auf deine Ohrknorpel. Anschließend machst du bei der nächsten Einatmung ein schnarchendes Geräusch und bei der nächsten Ausatmung ein Summen – ssssss. Wiederhole die Biene einige Male, um wieder zur Ruhe zu kommen und langsam und kontrolliert atmen zu können.

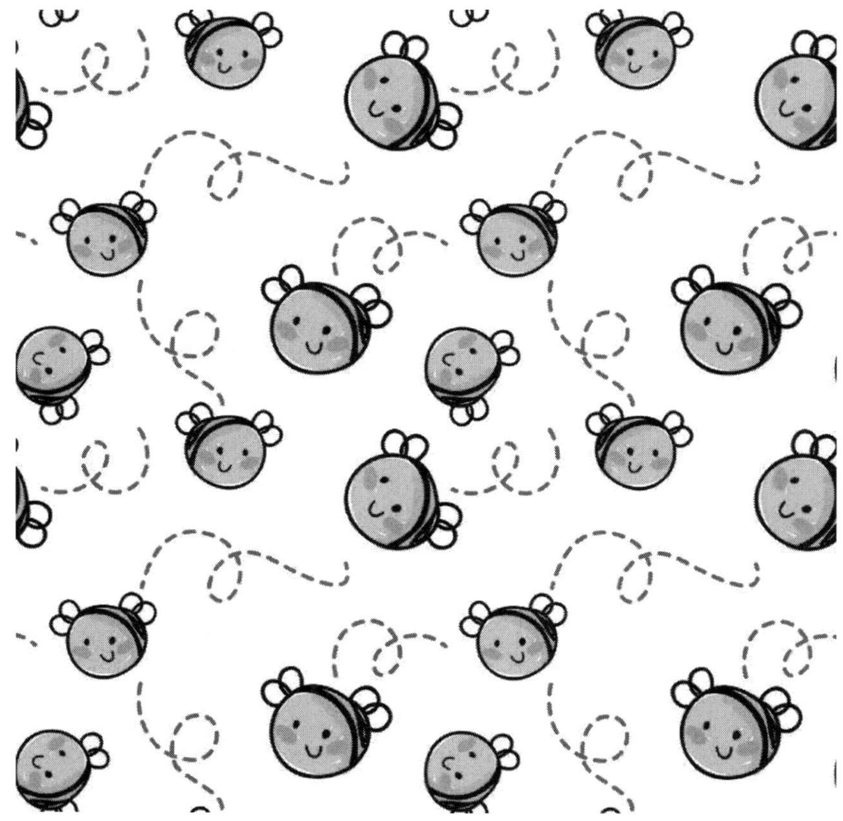

- Schulung der Lungenkapazität und der Stimme
- Beruhigung der Atmung und des Geistes
- bessere Durchblutung des Gewebes

Das Boot

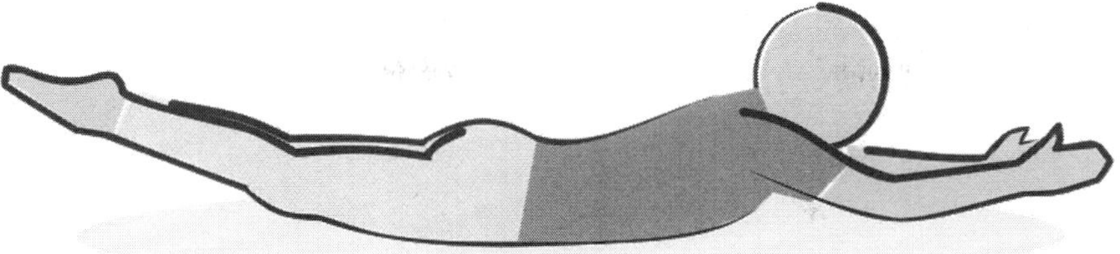

Lege dich in Bauchlage auf deine Yogamatte und hebe gleichzeitig deinen Kopf, deine Arme und deine Beine an. Schiebe nun, im Zuge jeder Ausatmung, deine Hände noch etwas weiter nach vorne oben und deine Füße zeitgleich noch ein Stück weiter nach hinten oben.

- Stärkung der Rückenmuskulatur
- Kräftigung der hinteren Oberschenkelmuskulatur
- Festigen des Pos
- Stärkung des Durchhaltevermögens und des Willens
- Aktivierung des gesamten Systems

Die Denkmütze

Setze dich im Schneidersitz auf deine Yogamatte und drücke ganz sanft mit deinen Zeigefingern und deinen Daumen die Zonen deiner Ohrmuscheln. Arbeite dich dabei behutsam von innen nach außen vor.

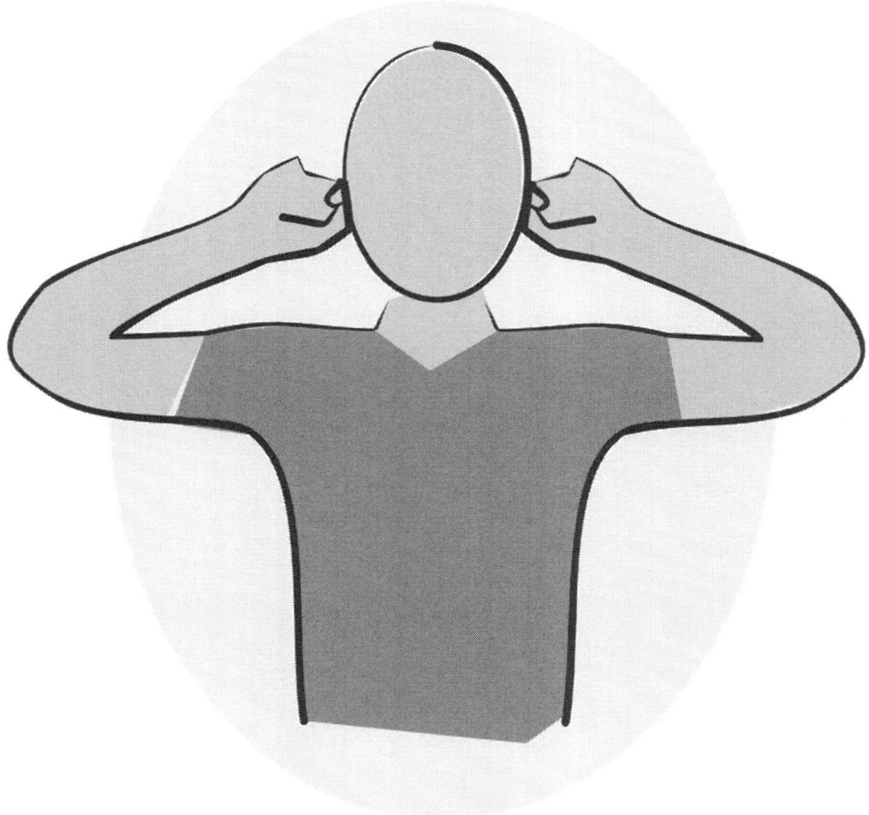

- Erfrischung von Körper und Geist
- Entspannung und Energetisierung

Das Dreieck

Komme auf deine Yogamatte und stelle dich seitlich auf. Deine Beine sind weit geöffnet und bilden mit der Matte ein Dreieck. Drehe nun deinen rechten Fuß um 90 Grad nach außen und hebe deinen linken Arm zur Decke, während du deinen Oberkörper rechts seitlich nach unten senkst. Achte darauf, dass dein Hals gerade bleibt und dein Nacken nicht abknickt. Anschließend wechselst du die Seite.

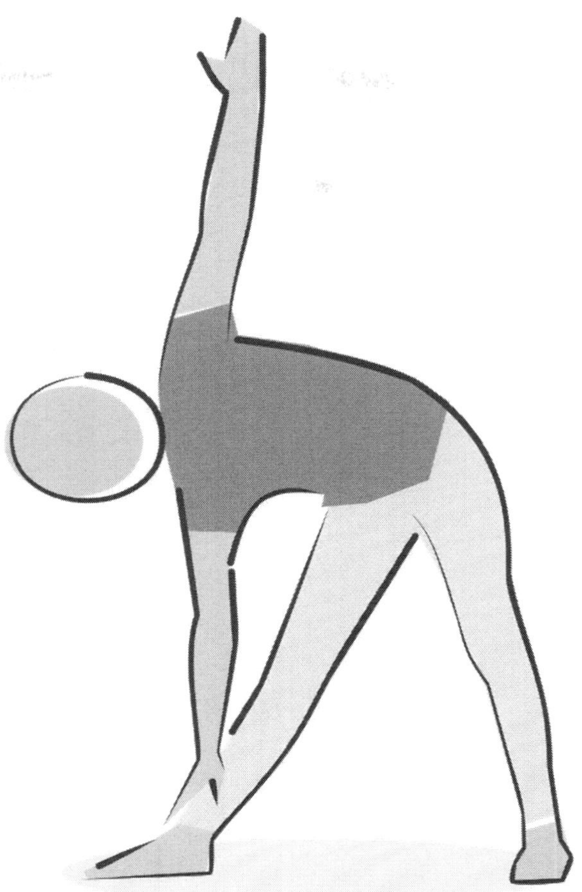

- Dehnung der Seite sowie der Beininnenseiten
- Öffnung der Hüfte
- Massage der Organe
- Harmonisierung, Energiefluss, Öffnung für Neues

Der Elefant

Komme im Vierfüßlerstand auf deine Yogamatte. Setze dich anschließend auf deine Fersen und lege deine Stirn auf der Matte ab. Nun streckst du deine Arme nach hinten aus, faltest deine Hände ineinander und hebst dann deine Arme so weit nach oben, wie du kannst.

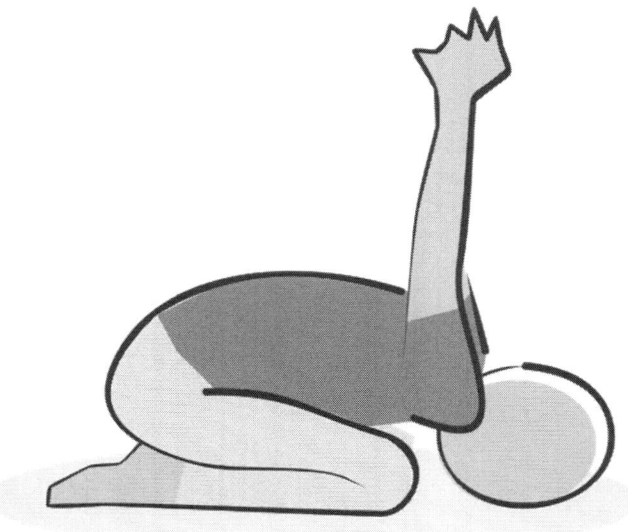

- Entspannung und Dehnung der gesamten Wirbelsäule
- Lösung von Verspannungen
- Lockerung des Schultergürtels
- Massage der Bauchorgane
- Aktivierung des Blutkreislaufes
- Entwicklung und Stärkung von Urvertrauen
- spendet Geborgenheit und hilft, loszulassen
- hilft bei Darm- und Magenproblemen

Der Farn

Knie dich auf deine Yogamatte hin, sodass deine Füße nach hinten gerichtet sind. Deine Arme streckst du seitlich aus. Auf einmal spürst du einen kräftigen Windstoß, der den Farn mit sich bewegt. Bei der nächsten Ausatmung drehst du dafür deinen Oberkörper langsam und kontrolliert nach links, wobei deine Arme gestreckt bleiben und sich mitdrehen. Mit dem nächsten Einatmen drehst du dich anschließend wieder langsam und kontrolliert zur Mitte zurück, bevor du dich mit der nachfolgenden Ausatmung zur anderen Seite drehst und anschließend wieder zur Mitte zurückkommst. Sobald der Windstoß vorüber ist, lässt du deine Arme absinken und stehst langsam wieder auf.

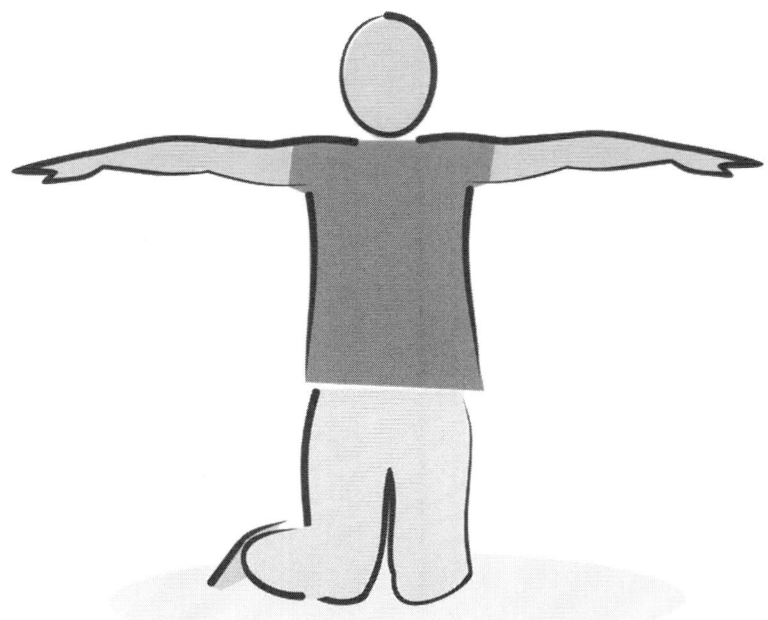

- Kräftigung der Arm- und Schultermuskulatur
- Stabilisierung des Rumpfbereiches
- Beruhigung der Atmung

Der Fisch

Lege dich in Rückenlage auf deine Yogamatte und lege deine Arme seitlich neben deinem Körper an. Nun umgreifst du die Außenseiten deiner Oberschenkel mit deinen Händen. Spanne deinen Po an und drücke gleichzeitig Unterarme und Ellenbogen in deine Matte, während du deinen Kopf nach hinten sinken lässt, sodass sich dein Brustkorb weitet.

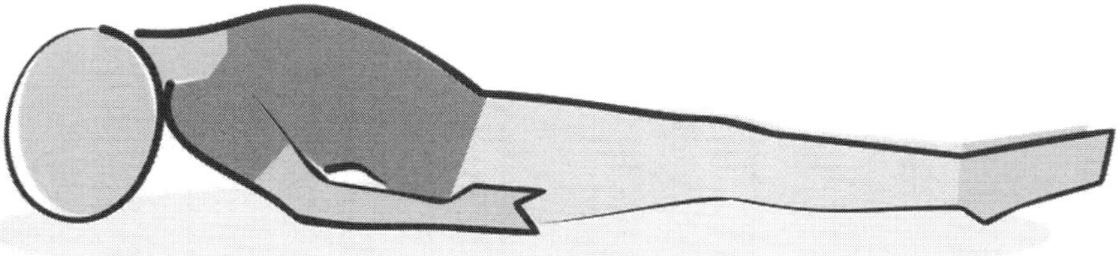

- Dehnung der Brustmuskeln
- Stärkung der Rückenmuskeln
- Abbau emotionaler Spannungen sowie körperlicher Verspannungen
- öffnet das Herz und schenkt Freiheit und Freude

Der Flamingo

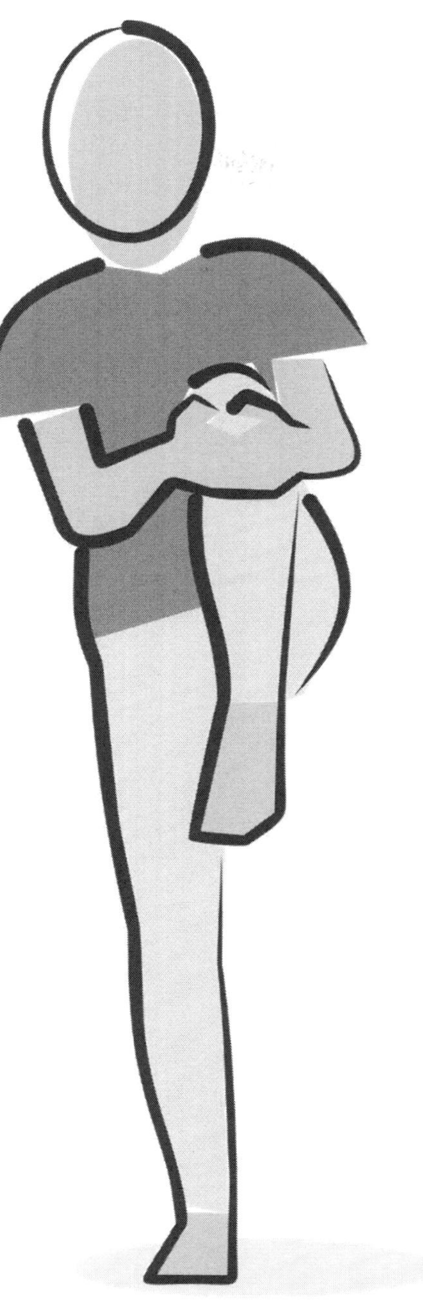

Stelle dich aufrecht auf deine Yogamatte hin, hebe aus dem Stand heraus dein linkes angewinkeltes Bein an und umarme es mit deinen beiden Händen. Mit der Ausatmung ziehst du dein Bein ganz sanft an dich heran und wechselst anschließend die Seite.

- Stärkung des Gleichgewichts und der Zentriertheit
- Dehnung und Lockerung der Beinmuskeln, der Hüftgelenke sowie des unteren Rückens
- Förderung der Konzentration
- Harmonisierung und Stabilisierung

Das Flugzeug

Stelle dich aufrecht auf deine Yogamatte und lehne dich aus dem Stand heraus nach vorne. Dabei hebst du dein rechtes Bein so weit nach oben an, dass dein Oberkörper nach vorne geht und mit deinem angehobenen Bein eine Linie bildet. Nun streckst du noch deine Arme weit zur Seite aus, damit dein Flugzeug auch wirklich fliegen kann.

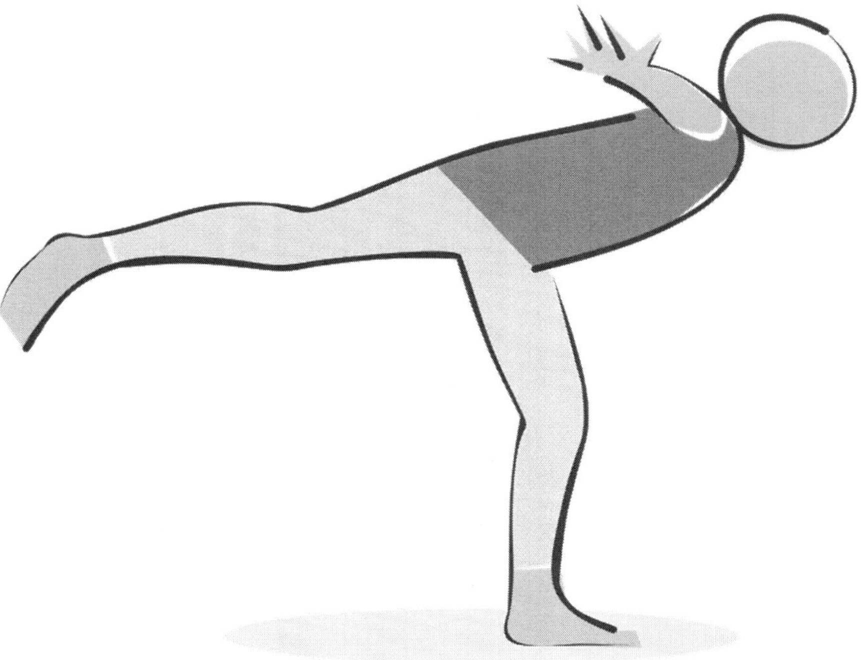

- Stärkung der Bein-, Arm- und Rumpfmuskeln
- Kräftigung des gesamten Körpers
- Entwicklung der Koordination und der Balance

Der Frosch

Komme auf deiner Yogamatte tief in die Hocke, wobei du deine Ellenbogen von innen an beide Knie stützt und deine Handflächen aufeinanderlegst. Jetzt springst du mit deinen Beinen so hoch, wie du kannst, und schwingst dabei zur selben Zeit deine Arme weit nach oben in die Luft. Vergiss dabei nicht, ganz laut Quark zu rufen. Im Landeanflug nimmst du direkt wieder die Hocke ein und hüpfst noch einige weitere Male umher.

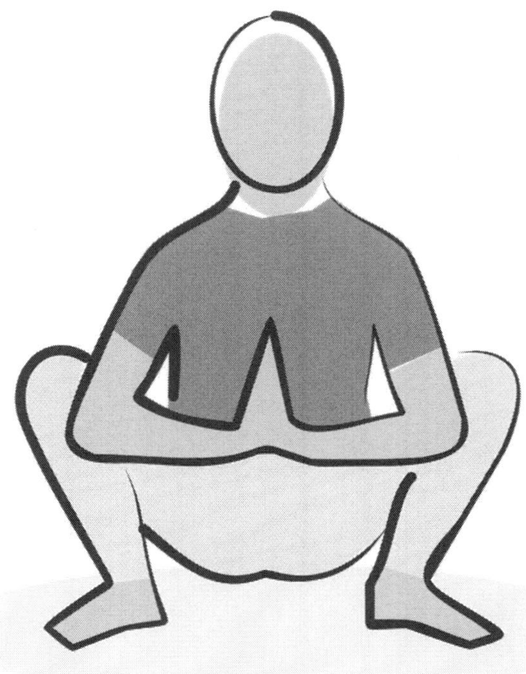

- Kräftigung der Beine und des Rückens
- Förderung der Ausdauer
- Stabilisierung und Dehnung
- Erfrischung

Der Gorilla

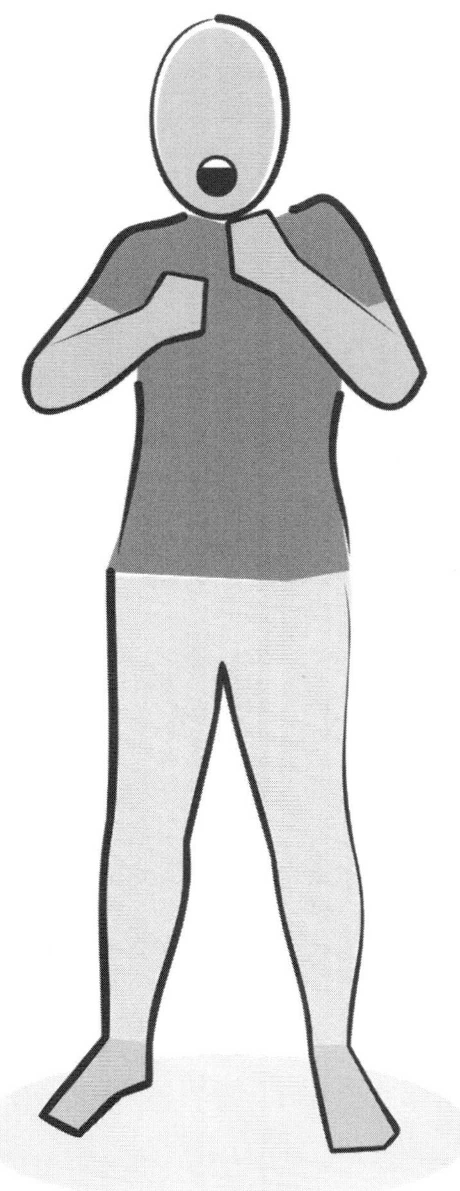

Stelle dich auf deiner Yogamatte hüftbreit und aufrecht hin und atme einmal ganz tief durch deine Nase ein und anschließend durch den Mund wieder aus. Bei der Ausatmung trommelst du, genauso wie der Gorilla, mit deinen Fäusten leicht auf deine Brust und schreist ebenfalls ganz laut „Uaaaah!".

Wiederhole das Trommeln und das Rufen ruhig einige Male, um dem Gorilla zu zeigen, dass du genauso stark bist wie er.

- Beruhigung sowie Befreiung der Atmung
- Stärkung des Immunsystems
- Steigerung des Selbstvertrauens

Der Hase

Setze dich auf deiner Yogamatte in den Fersensitz und komme von hier ausgehend mit der nächsten Ausatmung in den Vierfüßlerstand. Deine Arme kannst du locker neben deinem Körper nach hinten ausstrecken. Lege deine Stirn mit ganz wenig Gewicht auf der Matte unter dir ab, entspanne dich und atme ruhig in deinen Bauch ein.

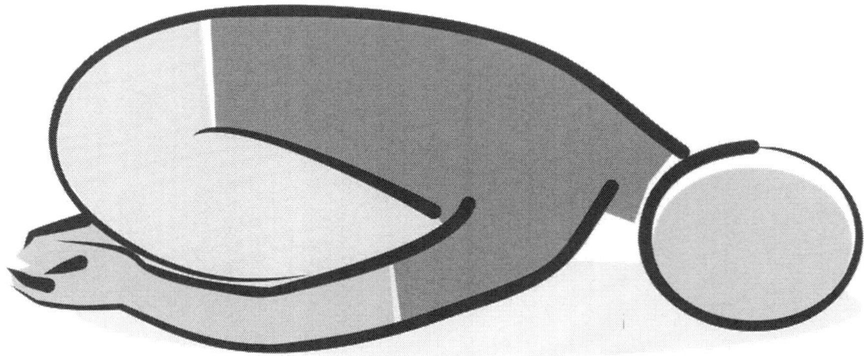

- Steigerung der Schulterbeweglichkeit
- Kräftigung der Nackenmuskulatur
- Öffnung des Brustkorbes
- Stärkung der Konzentration
- Beruhigung der Atmung
- Zentrierung, Entspannung, Erdung, Ausgleich

Die Hummel

Stelle dich aufrecht auf deine Yogamatte und strecke beide Arme auf Höhe deiner Schultern zur Seite aus. Beuge zur selben Zeit deine Knie und strecke deinen Po nach hinten aus. Deinen gestreckten Oberkörper beugst du nun so weit nach vorne, dass dieser auf deinen Oberschenkeln aufliegt. Jetzt bist du bereit, deine Hände wie Flügel nach oben und unten zu bewegen und dabei wie eine Hummel zu summen – ssssssss.

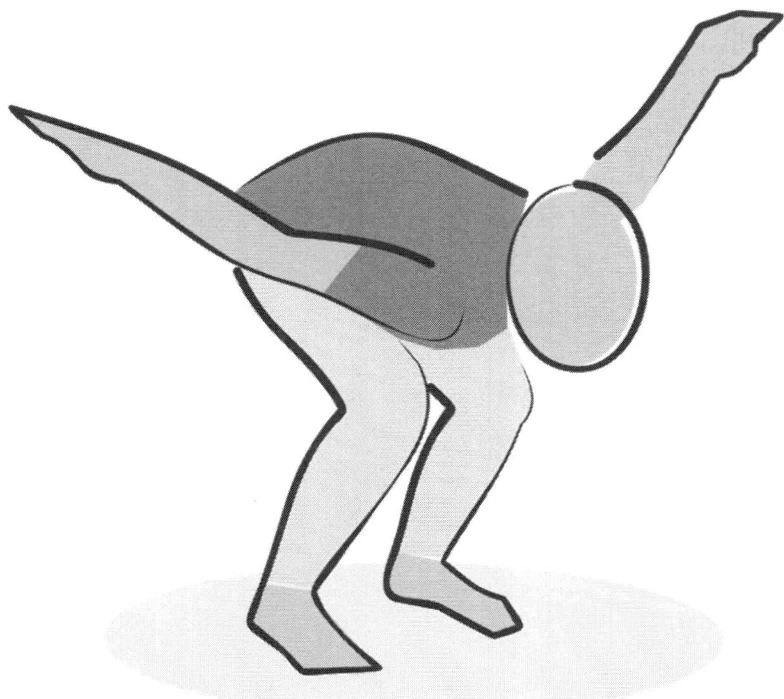

- Förderung der Koordinationsfähigkeit
- Steigerung der Hüftmobilität
- Streckung der Rückenmuskulatur
- Beruhigung der Atmung

Der Hund

Komme auf deiner Yogamatte in den Vierfüßlerstand und schiebe deinen Po so weit nach hinten oben, bis deine Beine vollkommen durchgestreckt sind. Deine Finger sind aufgefächert, sodass deine Zeige- und Mittelfinger nach vorne weisen. Mit der nächsten Ausatmung lässt du einerseits deine Fersen in die Richtung des Bodens sinken und andererseits dein Brustbein nach unten federn, um zwischen den Schulterblättern ganz weich zu werden. Mit der nächsten Einatmung streckst du dann deinen Rücken ganz lang, während du deinen Po ganz weit nach oben schiebst.

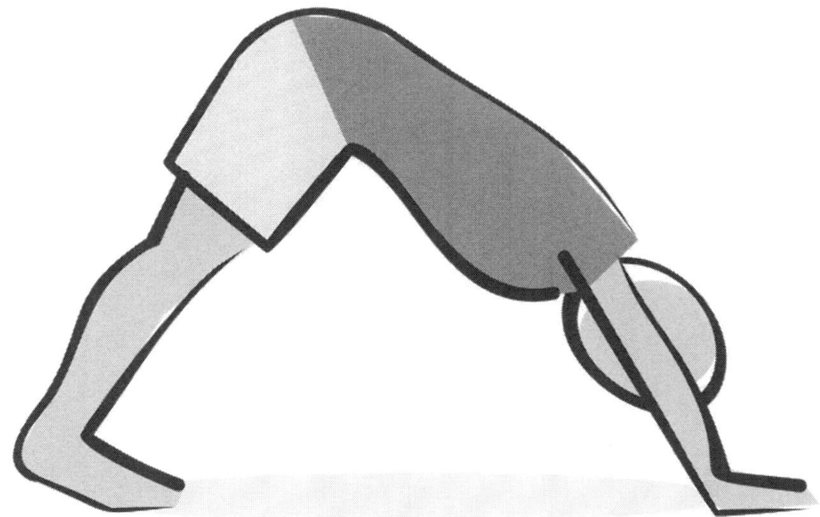

- Stärkung und Dehnung des Rückens, der Beine, Schultern und Arme
- Gleichgewicht, Harmonie, Kreativität, Energetisierung, Stressabbau
- versorgt das Gehirn und die Wirbelsäule mit Blut
- Reinigung der Lunge
- Stärkung des Gleichgewichtssinns
- Förderung der Konzentration und des Selbstvertrauens

Das Kamel

Komme auf deiner Yogamatte in den Kniestand und stütze deine beiden Hände in deinen unteren Rücken. Nun spannst du deinen Po leicht an, während du dich so nach hinten sinken lässt, als wenn du dich rückwärts über einen großen Ball legen würdest. Wenn du magst, kannst du deine Arme zum Schluss noch nach hinten unten ausstrecken und deine Fersen mit deinen Händen umgreifen.

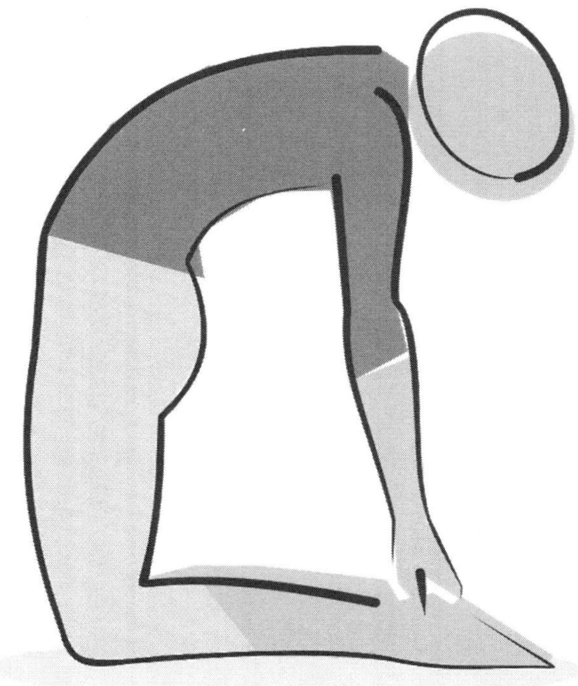

- Öffnung des Herzens und des Brustkorbes
- spendet Lebensfreude
- Weiterentwicklung der Flexibilität
- geistige Öffnung und Aktivierung
- Lebensfreude

Die Katze

Komme im Vierfüßlerstand auf deine Yogamatte und mache mit der nächsten Ausatmung einen Buckel, indem du deinen Rücken rund nach oben wölbst. Dabei kannst du gerne „Miau“ rufen. Mit der nächsten Einatmung machst du deinen Rücken wieder gerade und kommst in ein leichtes Hohlkreuz. Hierfür ziehst du deine Schulterblätter zusammen und hebst deinen Kopf etwas an. Anschließend atmest du wieder ein, machst einen Buckel und rufst dabei „Miau“.

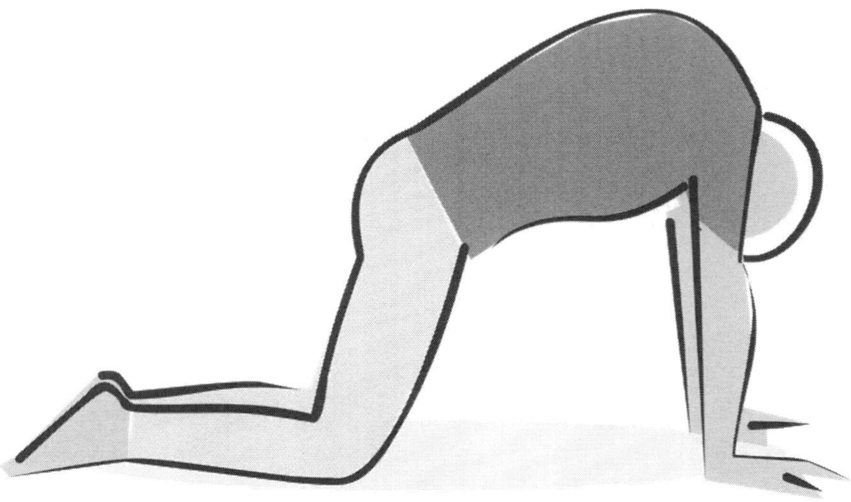

- Entspannung und Stärkung des Rückens
- Lösung von Verspannungen im Rücken
- Schulung von Geschmeidigkeit und Grazie
- Dehnung und Mobilisierung
- Harmonisierung

Die Kobra

Lege dich in Bauchlage auf deine Yogamatte und bringe deine Stirn auf den Boden. Jetzt stellst du deine Hände unterhalb deiner Schultern auf, wobei du deine Ellenbogen dicht am Körper behältst. Während du nun dein Steißbein einrollst, deine Hüftknochen in die Matte drückst und deinen Po leicht anspannst, hebst du dein Kinn, deine Nase und deine Stirn hoch und verlängerst dabei deinen Nacken. Deine Arme helfen dir, dich aufzurichten, und deine Schulterblätter ziehen gemeinsam nach unten.

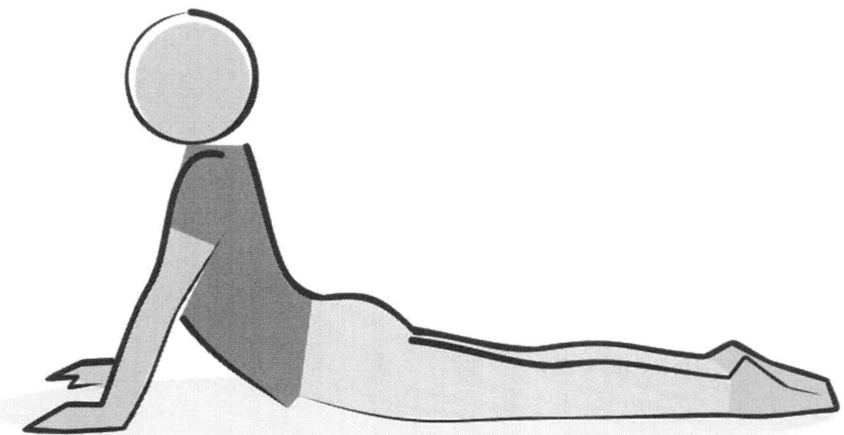

- Stärkung der Rücken-, Arm- und Beckenmuskulatur
- Unterstützung des Darms
- spendet Energie und schenkt ein Gefühl von Freiheit
- Öffnung, Befreiung und Energetisierung
- Überwindung von Furcht, spendet Mut
- Stärkung des Selbstbewusstseins

Die Krabbe

Lege dich in Rückenlage auf deine Yogamatte, stelle deine Füße vor deinem Po auf und hebe anschließend deinen Rücken an, sodass dein Körper eine Brücke bildet. Breite nun deine Arme seitlich aus und winkle sie, wie die Scheren einer Krabbe, nach oben.

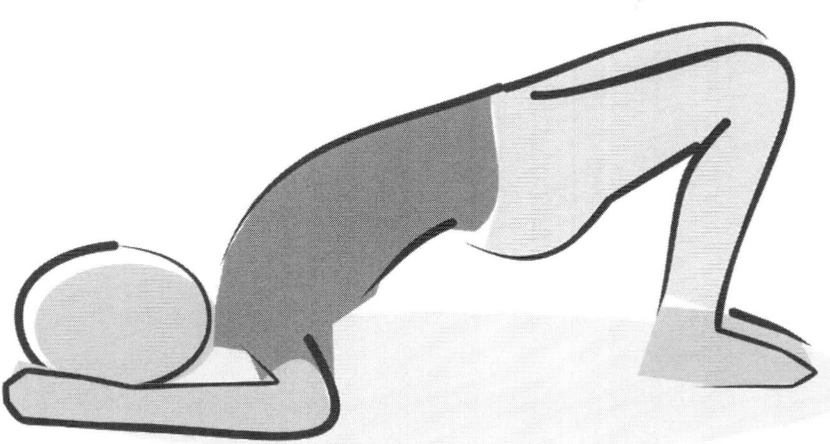

- Stärkung der Beine, des Pos und der Handgelenke
- Dehnung der Muskeln zwischen Rumpf und Armen und der Muskeln auf der Körpervorderseite
- Lösen von Spannungen im unteren Rücken
- Dehnung der Bauchorgane und damit Förderung der Verdauung
- Regeneration des Energiehaushaltes
- Normalisierung der Funktionen der Schilddrüse
- Lösung von Verspannungen im Nacken

Das Krokodil

Lege dich in Rückenlage auf deine Yogamatte und stelle deine Füße an deinem Po auf. Strecke deine Arme seitlich aus, wobei deine Handflächen nach oben zeigen. Mit der nächsten Ausatmung lässt du deine Beine nach rechts auf die Matte sinken und drehst deinen Kopf kontrolliert nach links. Anschließend wechselst du die Seite.

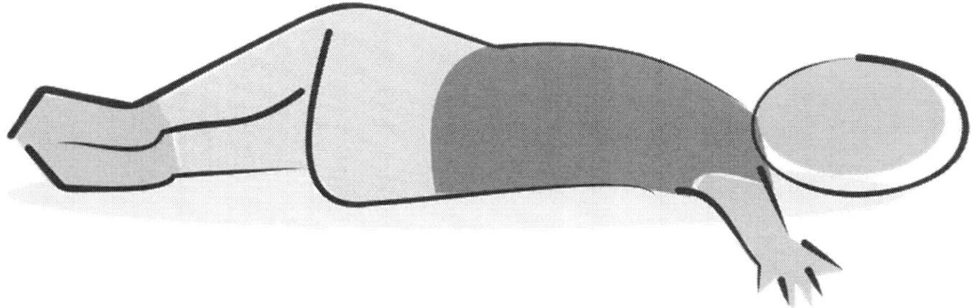

- Vorbeugung von Verspannungen im Rücken und im Kreuzbereich
- Anregung der Organe
- Beweglichkeit der Wirbelsäule
- Neuausrichtung des Körpers
- Entspannung des Rückens
- hilft, loszulassen
- geistige Entspannung
- blockierte Energien werden wieder zum Fließen gebracht

Der Krieger bzw. der Held 1

Komme auf deine Yogamatte und stelle dich seitlich auf. Deine Beine sind weit geöffnet. Drehe nun deinen rechten Fuß um 90 Grad nach außen und lasse deinen Oberkörper folgen, sodass sowohl dein rechter Fuß als auch dein Oberkörper vollständig zur Seite zeigen. Beuge dein rechtes Knie und hebe gleichzeitig beide Arme über deinen Kopf und strecke deine Fingerspitzen zur Decke. Anschließend wechselst du die Seite.

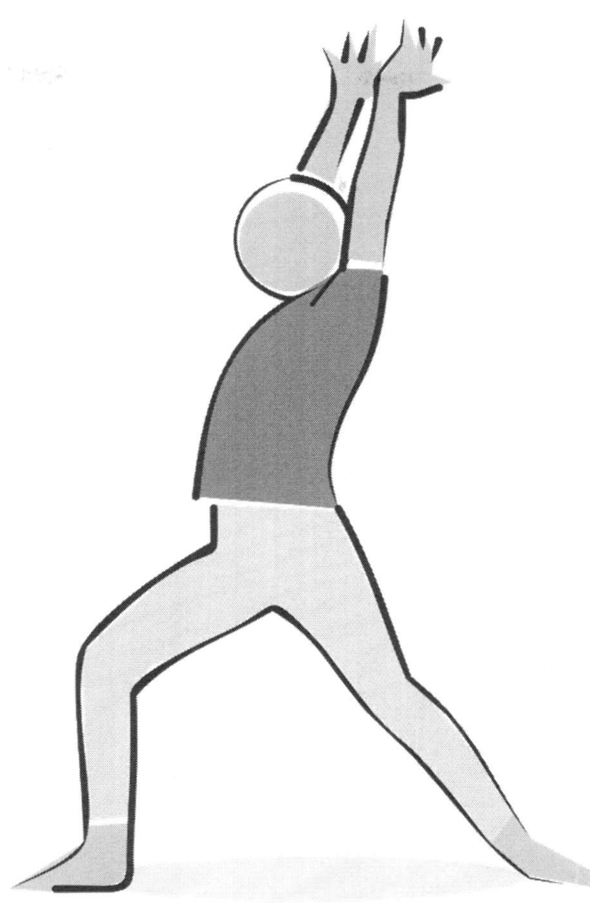

- Öffnung sowie Stärkung von Schultern und Nacken
- Stärkung der Beinmuskulatur, der Knöchel sowie der Knie
- Verbesserung der Atmung
- Stärkung des Durchhaltevermögens

Der Krieger bzw. der Held 2

Auch für die zweite Variante des Helden kommst du wieder auf deine Yogamatte und stellst dich seitlich auf, wobei deine Beine erneut weit geöffnet sind. Drehe deinen rechten Fuß wieder um 90 Grad nach außen und lasse deinen Oberkörper folgen, sodass sowohl dein rechter Fuß als auch dein Oberkörper erneut vollständig zur Seite zeigen. Nun beugst du dein rechtes Knie und hebst dabei beide Arme bis auf die Höhe deiner Schultern an und streckst diese zur Seite aus. Wechsle im Anschluss die Seite.

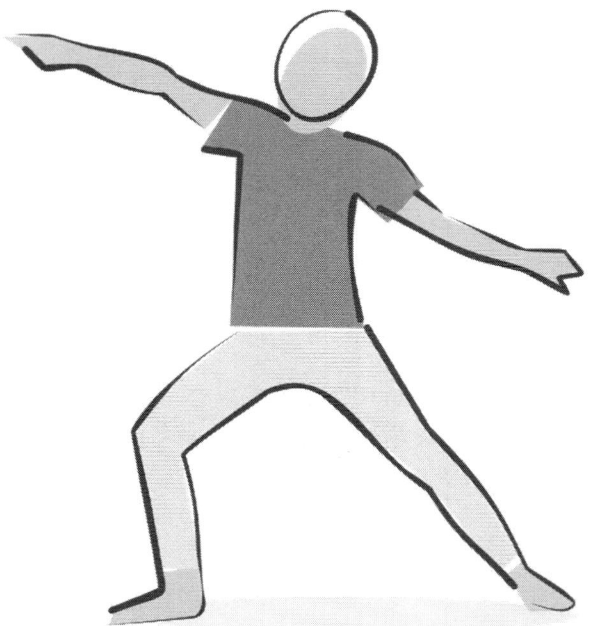

- Öffnung sowie Stärkung von Schultern und Nacken
- Stärkung der Beinmuskulatur, der Knöchel sowie der Knie
- Verbesserung der Atmung
- Stärkung des Durchhaltevermögens

Der Lotus

Setze dich im Schneidersitz auf deine Yogamatte und lege beide Handrücken auf deine Oberschenkel. Dabei bilden deine Zeigefinger und deine Daumen jeweils einen Kreis. Dein Hinterkopf, dein Nacken und dein Rücken bilden währenddessen eine gerade, lange sowie entspannte Linie.

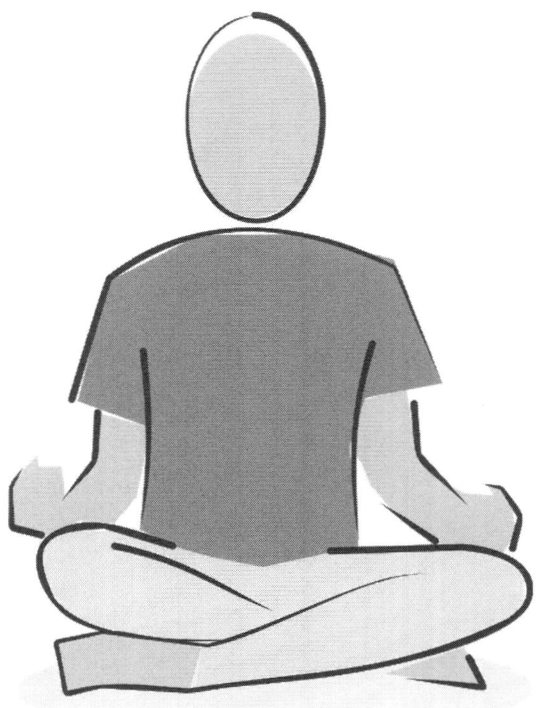

- Aufrichtung der Wirbelsäule
- Förderung der Konzentration
- Entspannung von Geist und Körper
- Förderung der inneren Ruhe
- Energetisierung, Beruhigung, Stabilität

Der Löwe

Knie dich auf deine Yogamatte und begib dich in den Fersensitz. Dabei berühren deine Hände die Matte vor dir und du machst deinen Rücken so lang, wie es dir möglich ist. Mit der nächsten Einatmung hebst du deine Brust und legst gleichzeitig deinen Kopf in den Nacken, sodass du zur Decke schaust. Beim Ausatmen beugst du dich nun langsam nach vorne und brüllst, genauso wie deine Löwenfreunde, so lange wie möglich ein lautes „Raaawr". Wiederhole das Brüllen einige Male und kehre zum Schluss in einen aufrechten Stand zurück.

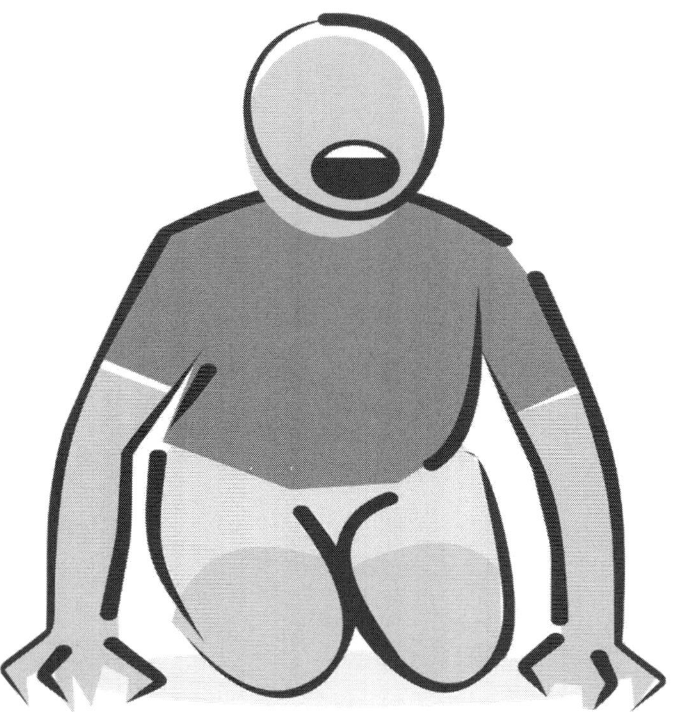

- Beruhigung sowie Befreiung der Atmung
- Befreiung von emotionalem und mentalem Ballast
- Lösung von Verspannungen

Der Marienkäfer

Wenn dir etwas einmal viel Aufmerksamkeit abverlangt und du langsam, aber sicher bemerkst, dass deine Konzentration immer weiter abnimmt und deine Augen wehtun, stellst du dir einen kleinen Marienkäfer vor, der auf einer Blume sitzt. Du beobachtest ihn eine Zeit lang und zählst dabei seine Punkte. Auf einmal bemerkst du, wie der Marienkäfer immer näher auf dich zukommt und von der Blume auf einen Grashalm fliegt und dich mit einem Lächeln anschaut. Währenddessen verfolgst du ihn immer noch mit deinen Augen und beobachtest jede seiner Bewegungen. Plötzlich setzt sich der kleine Marienkäfer auf deine Nasenspitze und grüßt dich mit einem freundlichen „Hallo“, bevor er auf einen Baum und anschließend in die Ferne fliegt.

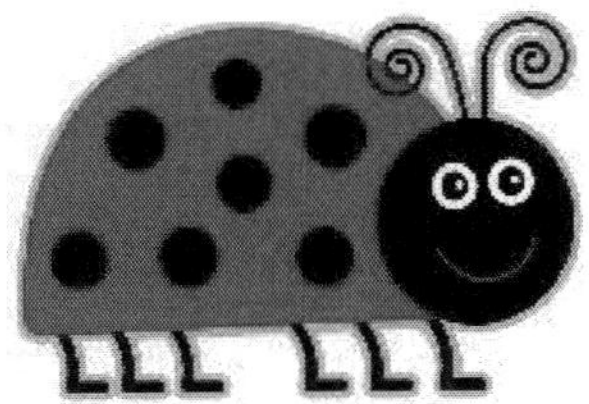

- Verbesserung der Konzentration
- Schulung des Sehnervs

Die Mondsichel

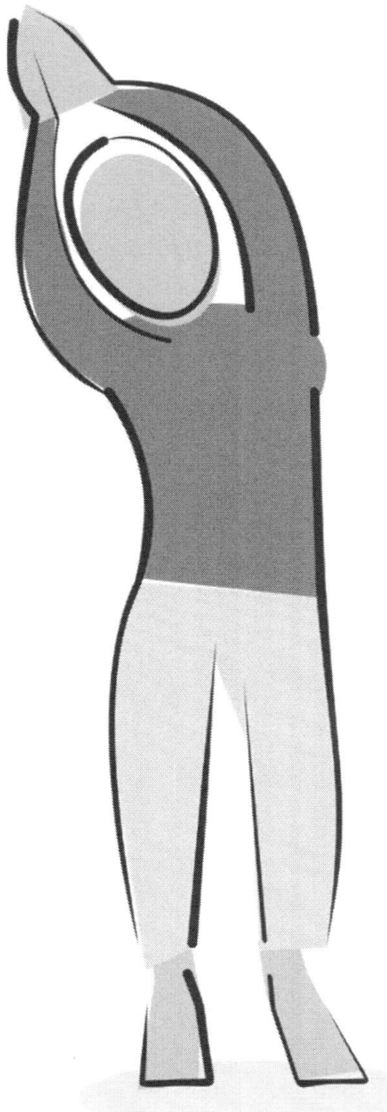

Stelle dich hüftbreit auf deiner Yogamatte auf, lege die Fingerspitzen beider Hände aneinander und strecke deine Arme weit über deinem Kopf aus. Mit der nächsten Einatmung beugst du dich nun zu deiner rechten Körperseite. Anschließend atmest du aus und kommst wieder zur Mitte zurück, bevor du dich mit dem nächsten Einatmen zu deiner linken Körperseite beugst. Danach kommst du mit der Ausatmung erneut zur Mitte. Wiederhole die Mondsichel einige Male und kehre zum Schluss in eine aufrechte Körperhaltung zurück.

- Verbesserung der aufrechten Haltung
- Körperstreckung
- Dehnung der Hüften
- Stärkung der Konzentrationsfähigkeit
- Verbesserung der Koordination
- Verfeinerung des Gleichgewichtssinns

Die Raupe

Komme auf deiner Yogamatte in den Vierfüßlerstand und stütze dich dabei auf deinen Unterarmen ab. Schiebe nun deinen Oberkörper ein Stück nach vorn, wobei du dein Kinn und deine Brust zum Boden senkst. Achte darauf, dass du deine Arme dicht am Körper behältst, wenn du vorwärts kriechst.

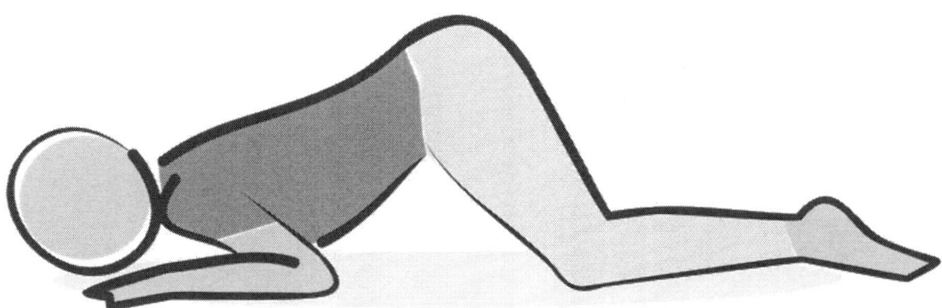

- Kräftigung der Wirbelsäule
- Mobilisierung des Rückens
- Weitung des Brustkorbes
- Zentrierung, Dehnung und Lockerung

Die Schildkröte

Setze dich auf deine Yogamatte, stelle deine Füße mit gegrätschten Beinen auf und lege deine Hände dabei zwischen deinen Beinen ab. Anschließend schiebst du deine Hände an deinen Fersen nach außen vorbei, drehst deine Hände nach außen, streckst deine Beine aus und lässt zur selben Zeit deinen Oberkörper langsam und kontrolliert nach vorne sinken.

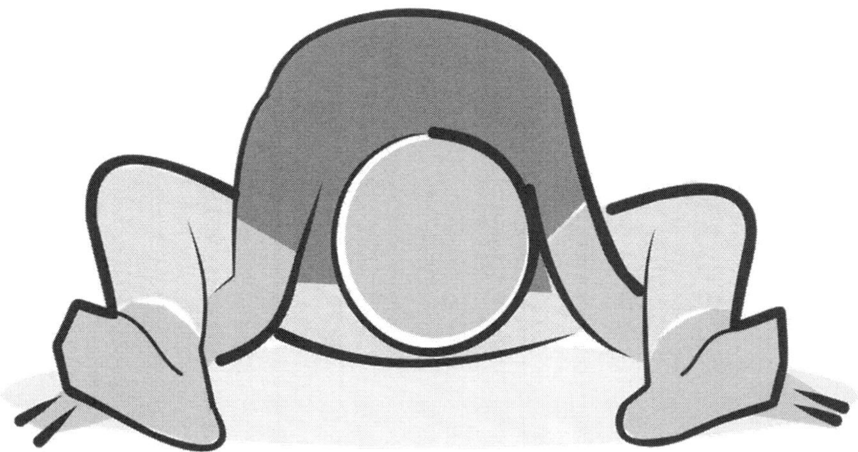

- Stärkung der Beinstrecker
- Dehnung von Gesäß, Waden und Rücken
- Stärkung der Abwehrkräfte
- Anregung der Bauchorgane
- Harmonisierung der Verdauung
- Steigerung der Flexibilität
- Verbesserung der Eigenwahrnehmung

Der Schmetterling

Komme auf deiner Yogamatte in einen aufrechten Sitz. Dabei legst du deine Fußsohlen aneinander, wodurch deine Knie nach außen kippen. Umgreife nun mit deinen Händen deine Füße bzw. deine Knöchel, mache deinen Rücken ganz lang und ziehe deine Ellenbogen hinter deinen Körper. Um den anderen Schmetterling zu begrüßen, kannst du jetzt einige Male mit deinen Beinen wippen.

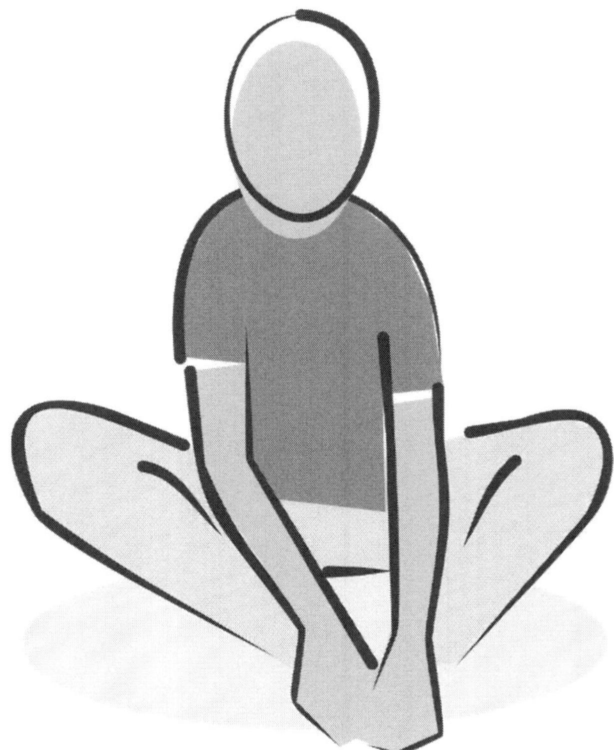

- Hüftöffnung
- Leichtigkeit und Flexibilität
- Lösung von energetischen Blockaden im Becken
- Harmonisierung

Die Sonne

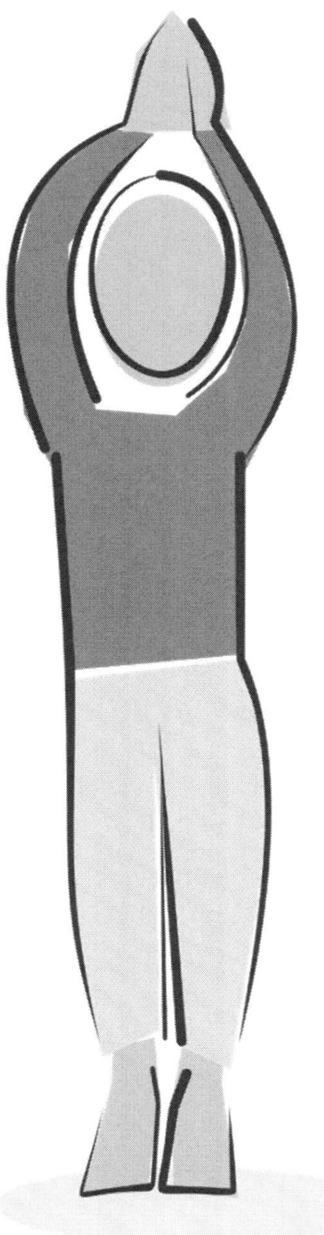

Um mit der Sonne um die Wette zu strahlen, stellst du dich aufrecht hin und bringst deine Fußinnenseiten aneinander. Bei der nächsten Einatmung hebst du deine Arme über deine Körperseiten nach oben und legst deine Handflächen aufeinander.

- Körperstreckung
- Verbesserung der Aufrichtung
- Kräftigung der Arm- und Schultermuskulatur
- Stärkung des Selbstvertrauens
- Erdung

Die Spirale

Setze dich auf deine Yogamatte und strecke deine Beine aus. Nun schlägst du dein linkes über dein rechtes Bein und umarmst dein linkes Knie mit deinem rechten Arm. Anschließend streckst du deinen linken Arm in die Luft, blickst nach oben zu deiner Hand und drehst dich währenddessen nach hinten. Dabei legst du deine linke Hand hinter deinem Po auf der Matte ab und schaust so weit wie möglich über deine linke Schulter nach hinten. Danach wechselst du die Seite.

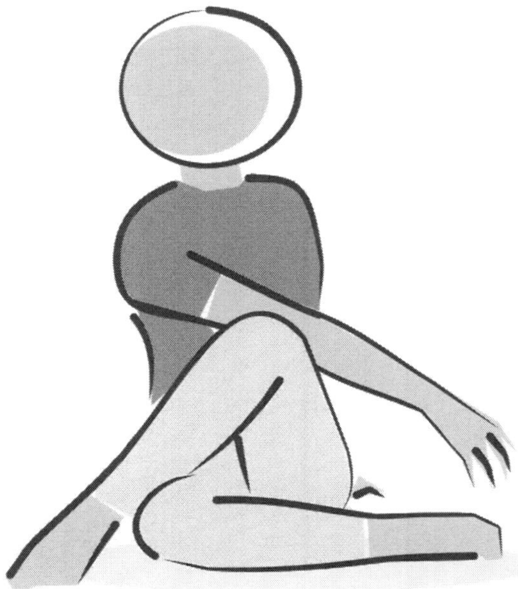

- Kräftigung und Dehnung des gesamten Rückens sowie der Wirbelsäule
- Stärkung der Flexibilität
- Abtransport von Verdauungsgiften
- Stärkung des innerlichen Gleichgewichts
- Abbau von Stress und Nervosität
- Harmonisierung, Beruhigung und Entspannung

Die Sprossenleiter

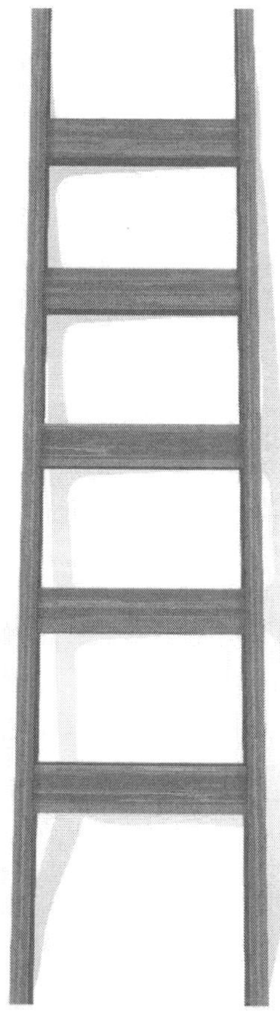

Stelle dir zunächst eine Sprossenleiter vor, die du hinaufklettern musst. Doch die einzelnen Sprossen der Leiter befinden sich ziemlich weit auseinander, sodass dein gesamter Körper zum Einsatz kommen muss, damit du vorwärtskommst.

Hebe nun zuerst sowohl deinen linken Arm als auch dein linkes Bein an, bevor du anschließend die Seite wechselst und deinen rechten Arm sowie dein rechtes Bein anhebst. Du wirst merken, dass du manchmal schneller und manchmal langsamer vorankommen wirst.

Wenn du ein wenig geübt bist, kannst du auch einmal versuchen, mit deinem linken Arm und deinem rechten Bein und umgekehrt zu klettern. Vielleicht fällt dir das sogar leichter und es klappt viel schneller.

- Verbesserung der Koordinationsfähigkeit
- Stärkung des Gleichgewichts

Die Taube

Komme im Vierfüßlerstand auf deine Yogamatte. Bringe nun dein linkes Knie zwischen deinen Händen nach vorne und lege es angewinkelt auf der Matte ab. Lasse deinen linken Fuß entweder nah an deiner Hüfte liegen oder bringe ihn weiter nach vorne, um dein Schienbein parallel zur Stirnseite deiner Yogamatte auszurichten. Strecke nun dein rechtes Bein erst gerade nach hinten aus, beuge es dann nach hinten hoch und umgreife deinen rechten Fuß entweder mit einer Hand oder mit beiden Händen. Anschließend wechselst du die Seite.

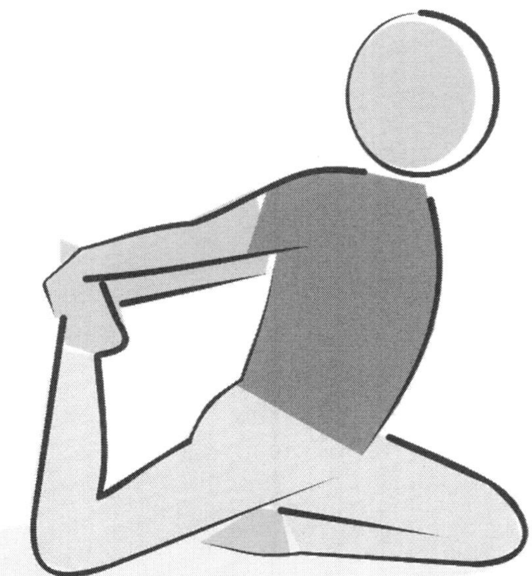

- Öffnung und Weitung der Hüfte
- Dehnung des Brustbereiches, der Schultern, der Rückenmuskulatur, der Bauchmuskeln und des Beinstreckers
- Flexibilisierung von Brustwirbelsäule und Schultern
- Aktivierung, Förderung der Lebensfreude
- Öffnung von Geist und Herz

Der Tiger

Komme auf deiner Yogamatte in den Vierfüßlerstand und stelle deinen rechten Fuß zwischen deinen Händen auf. Schiebe nun deinen linken Fuß so weit wie möglich nach hinten und lege deinen Fußrücken auf der Matte ab. Vergiss nicht, laut wie ein Tiger zu knurren, bevor du die Seite wechselst.

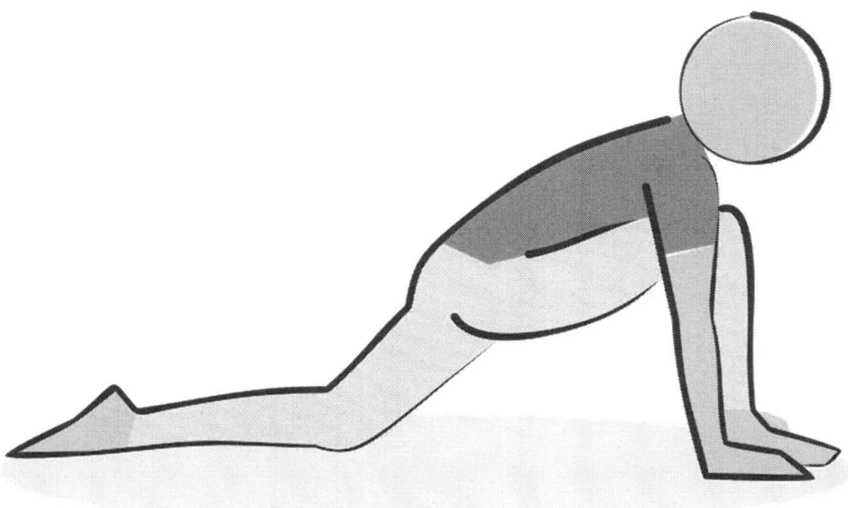

- Entlastung des unteren Rückens
- Öffnung des Rumpfes
- Steigerung der Flexibilität der Hüftgelenke
- Stärkung des Gleichgewichtssinns
- Verbesserung der Koordination
- Ausbau der Konzentrationsfähigkeit
- Innere Stärke

YOGAGESCHICHTEN MIT ASANAS

Im vorangegangenen Kapitel finden Sie und Ihr Kind eine Auswahl an verschiedenen Asanas, an die Sie sich gemeinsam herantasten und die Sie ausprobieren können. Gerne können Sie sich dabei an den untenstehenden Geschichten oder an den Geschichten in den nachfolgenden Kapiteln orientieren, in welche die einzelnen Asanas bereits eingebettet sind.

Sollte Ihr Kind jedoch noch keinen ganzen Durchgang schaffen, ist auch das vollkommen in Ordnung. Tasten Sie sich gemeinsam langsam an die Haltungen heran und schauen Sie, was Ihrem Kind guttut und wie lange es sich auf die Yogaübungen konzentrieren kann.

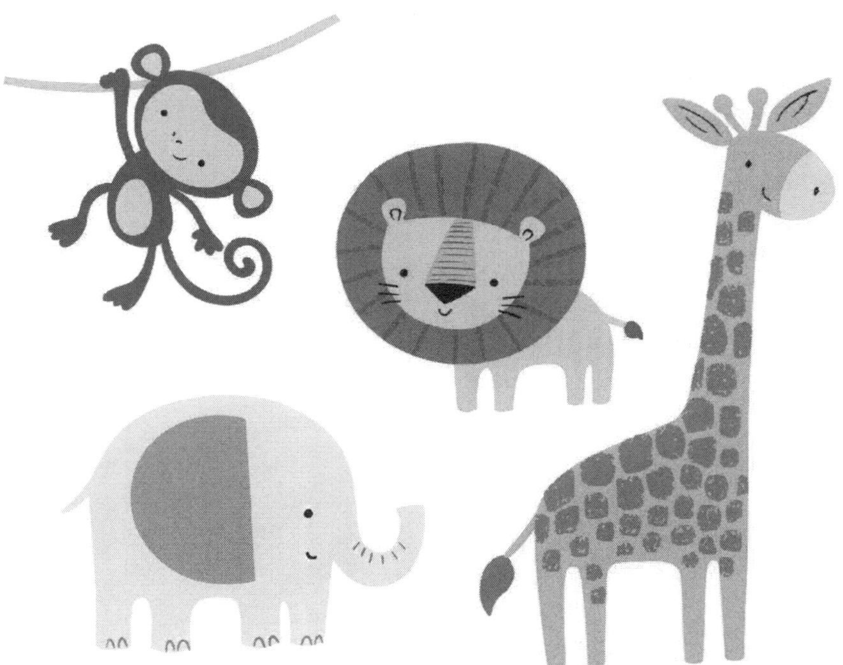

Die Dschungelexpedition

QR-Code oder Link zur Audio-Datei

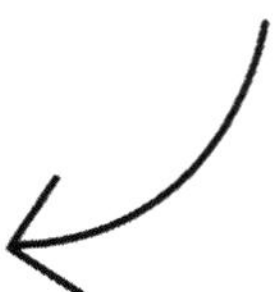

https://bit.ly/3s9z7xi

Du wirst dich gleich auf eine abenteuerreiche und spannende Expedition in den Dschungel begeben. Dafür gehst du zunächst auf ein **Boot**, auf dem du noch einmal ein wenig Energie tankst, die du für die bevorstehende Mission brauchst.

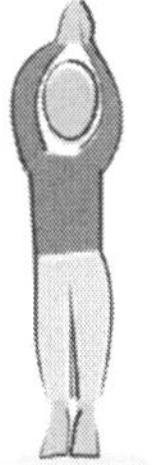

Der heutige Tag ist wunderschön. Es ist herrlich warm und vom Himmel über dir lacht die **Sonne** herab. Sie kitzelt dich auf der Nase und wärmt das Wasser, auf dem das Boot fährt.

Gerade eben hast du noch das Glitzern der Sonne auf der Wasseroberfläche beobachtet, als du plötzlich ein **Krokodil** vorbeischwimmen siehst, das du nachahmen möchtest.

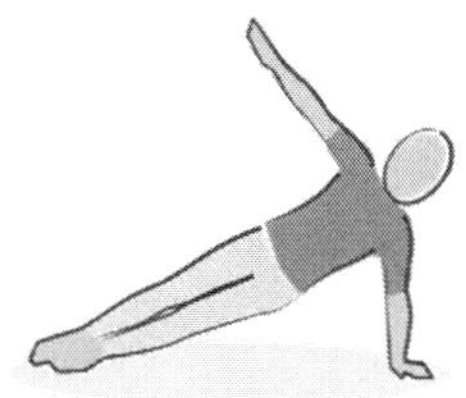

Nach einer kurzen Bootsfahrt bist du nun angekommen. Nachdem der Kapitän des Bootes den **Anker** gelichtet hat, machst du dich auf den Weg, um den Dschungel zu erkunden. Aus zahlreichen Büchern weißt du, dass sehr viele gefährliche Tiere im Dschungel leben und du deshalb gut aufpassen musst, wo du hintrittst. Doch der Dschungel ist so dicht bewachsen, dass man an einigen Stellen vor lauter **Bäumen** gar nicht so viel sehen kann.

Doch trotz der Dichte der Bäume erblickst du eine **Affenfamilie**, die von Ast zu Ast hüpft. Fasziniert von ihren Kletterkünsten wünschst du dir, auch einmal ein Affe sein zu dürfen.

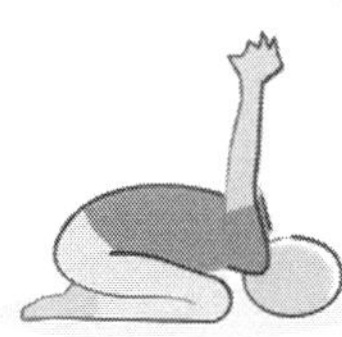

Nachdem du aus dem Dickicht der Bäume entfliehen konntest, hast du Zeit und Platz, um die Tiere des Dschungels zu beobachten. Du blickst nach links und siehst eine **Elefantenherde** am Wasser. Begeistert von ihrer Größe und ihren langen Rüsseln willst du einer von ihnen werden.

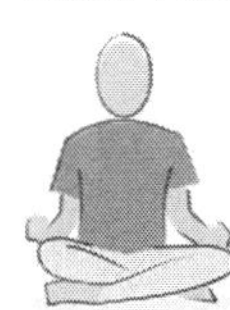

Neben den großen Elefanten siehst du kleine grüne **Frösche**, die laut quaken und von einem **Lotus** zum anderen hüpfen. Du findest ihre Bewegungen so lustig, dass du sie direkt nachmachen möchtest.

Anschließend blickst du nach rechts und siehst einen gefährlichen **Tiger** mit scharfen Zähnen und scharfen Krallen in der Ferne. Zeige dem Tiger, dass du genauso laut knurren kannst wie er!

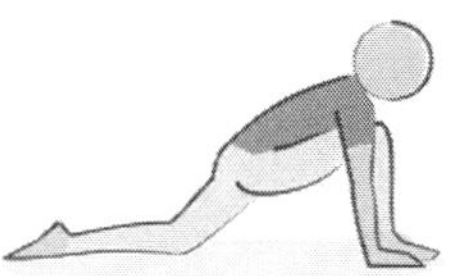

Plötzlich hörst du ein zischendes Geräusch. Du drehst dich um und siehst eine **Kobra**, die sich schlängelnd über den Boden neben dir bewegt. Du fragst dich, ob du ihre Bewegungen auch nachahmen könntest.

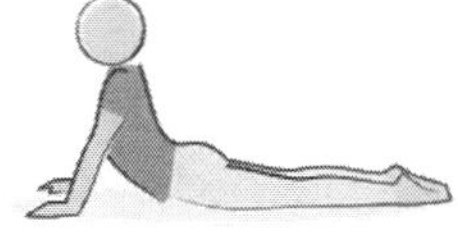

Doch langsam bricht die Dämmerung herein und bei Nacht solltest du dich lieber nicht im Dschungel aufhalten. Deshalb machst du dich besser auf den Rückweg. Wieder auf dem **Boot** angekommen, hast du nun genügend Zeit, um die Erlebnisse und Eindrücke des vergangenen Tages Revue passieren zu lassen.

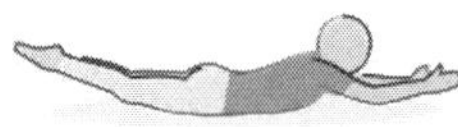

Ein magischer Ausflug

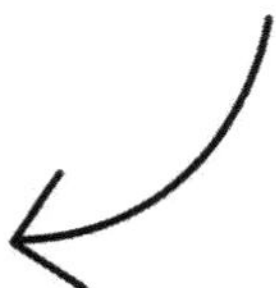

https://bit.ly/3CLtr1d

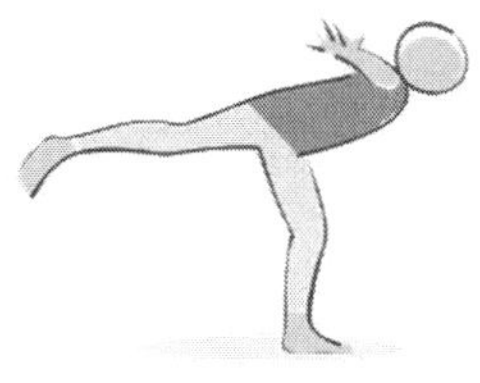

Zu Weihnachten hast du dir von Mama und Papa eine Reise nach Afrika gewünscht, um endlich mal einen echten Löwen zu sehen. Doch um nach Afrika zu kommen, müsst ihr eine weite Reise mit dem **Flugzeug** auf euch nehmen.

Du schaust im Flugzeug aus dem Fenster und erblickst ganz viele Sonnenstrahlen, die durch die Wolkendeckel durchblitzen. Strahle mit der **Sonne** um die Wette!

Nach einer langen Reise mit dem Flugzeug in die Wüste Afrikas siehst du eine Herde von großen und starken **Löwen**. Werde einer von ihnen!

Nachdem ihr viele gefährliche Löwen auf eurer Safari in Afrika gesehen habt, macht ihr auf dem Rückweg einen Stopp im Märchenwald. Als Erstes fallen dir die gigantischen Bäume mit ihren zahlreichen Ästen und tiefen Wurzeln ins Auge.

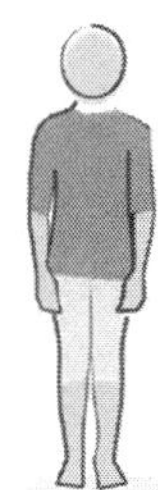

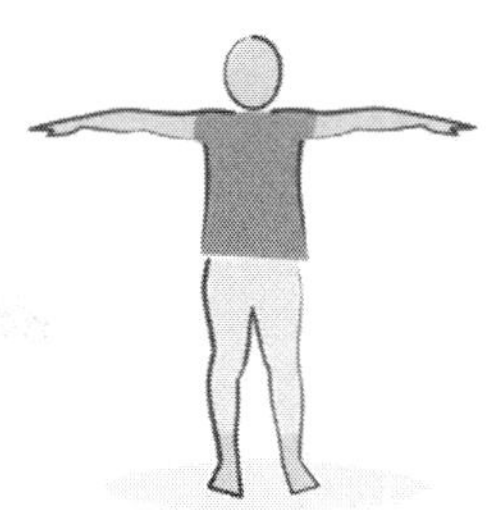

Voller Begeisterung beginnst du, die verschiedenen **Bäume** mit ihren Wurzeln und Ästen nachzustellen. Du drehst dich um und siehst hinter dir einen weiteren Baum, dessen Äste ein wenig anders aussehen als die des Baumes, den du gerade eben nachgeahmt hast. Der **Baum** ist nämlich viel größer und stärker. Er steht ganz gerade und aufrecht und seine Äste wachsen parallel zum Boden.

Doch im Märchenwald gibt es nicht nur viele große Bäume, sondern auch Gräser und **Farne**, die du natürlich auch nachahmen möchtest.

Auf den Blättern der Bäume siehst du kleine **Raupen** kriechen. Du findest ihre Bewegungen so lustig, dass du sie direkt nachmachen möchtest.

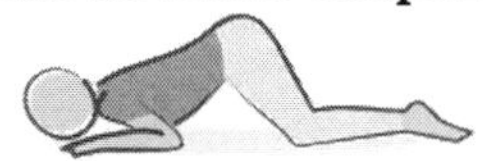

Du erblickst nun hinter dir ein Meer voller Blumen. Plötzlich siehst du, wie sich ein wunderschöner gelber **Schmetterling** auf einer Blume niederlässt. Du möchtest dich auf die Blume daneben setzen.

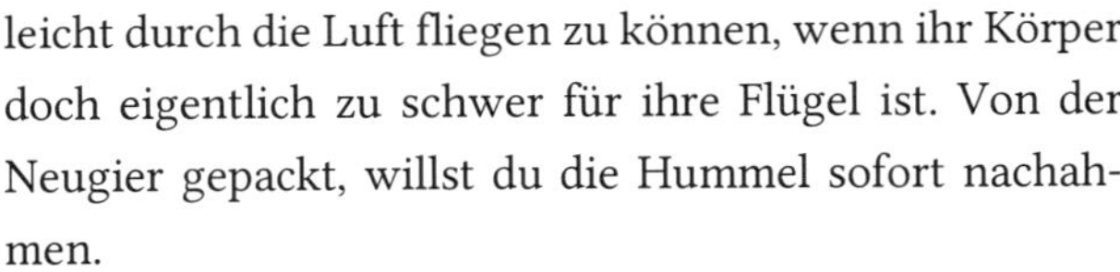

Eine kleine, runde **Hummel** setzt sich nun auf der Blume neben dir nieder. Du fragst dich, wie die Hummel es schafft, so leicht durch die Luft fliegen zu können, wenn ihr Körper doch eigentlich zu schwer für ihre Flügel ist. Von der Neugier gepackt, willst du die Hummel sofort nachahmen.

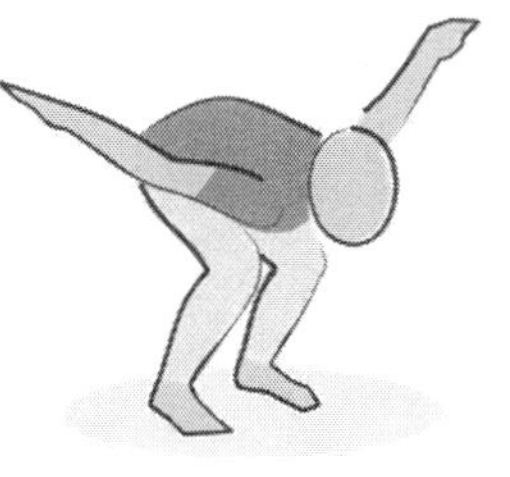

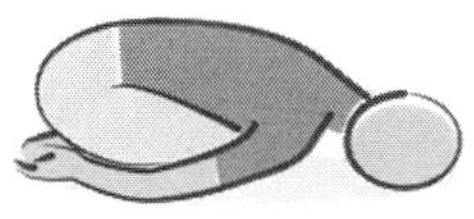

Du gehst jetzt tiefer in den Märchenwald hinein, als plötzlich ein **Hase** deinen Weg kreuzt und dir anbietet, dir ein wenig vom Märchenwald zu erzählen. Gebannt und voller Neugier auf das, was der Hase dir zu berichten hat, entscheidest du dich, für einen Moment mit ihm zu verweilen.

Während du weiter im Märchenwald entlangwanderst, triffst du einen großen und wütenden **Gorilla**, der mit seinen Fäusten gegen seine Brust trommelt und dabei ganz laut „Uaaaah!" brüllt. Zeige dem Gorilla, dass du genauso stark bist wie er!

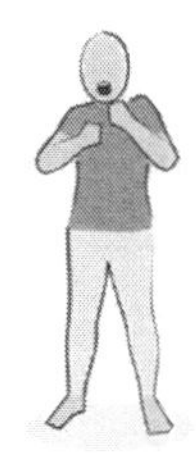

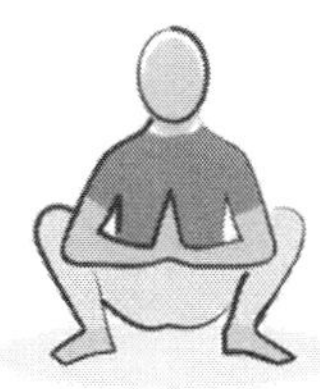

Du wanderst weiter den Märchenwald entlang und kommst plötzlich an einem großen Teich mit vielen Seerosen vorbei. Am anderen Ende des Ufers erblickst du eine **Froschfamilie**, die sich lebhaft unterhält und immer wieder von einer zur anderen Seite hüpft. Du bist ganz neugierig und willst unbedingt wissen, worüber sich die Frösche unterhalten. Deshalb willst du ihnen näher kommen und lauschen, was sie zu sagen haben.

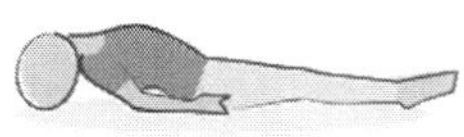

Du entdeckst jetzt im Teich viele kleine **Fische**, die in der Mittagssonne funkeln. Du tauchst ins Wasser ein, um einen ganz besonders schönen Fisch zu verfolgen und um zu gucken, was er als Nächstes vorhat. Du tauchst wieder auf und siehst, dass der Teich in einen großen Fluss mündet, an dessen Ende du wunderschöne **Flamingos** entdeckst. Das intensiv rosafarbene Gefieder der Flamingos und ihre elegante Haltung faszinieren dich sofort und du wünschst dir, auch einmal ein Flamingo sein zu dürfen. Du gehst weiter durch den wunderschönen Märchenwald. Auf der linken Seite des Pfades siehst du viele bunte Blumen blühen und auf der rechten Seite fließt ein kristallklarer Fluss entlang. Am Ende des Pfades siehst du in der Ferne einen großen **Berg**, den du nachahmen möchtest.

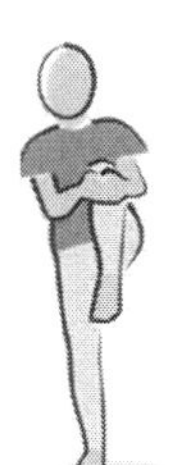

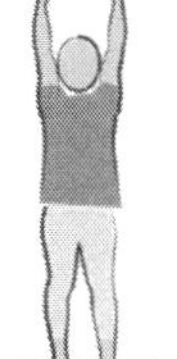

Von Neugier gepackt, bist du ganz gespannt darauf, zu erfahren, was sich hinter dem Berg befindet. Um ihn zu erklimmen, stellst du dir eine **Sprossenleiter** vor, die du hinaufklettern musst. Doch die einzelnen Sprossen der Leiter befinden sich ziemlich weit auseinander, sodass dein gesamter Körper zum Einsatz kommen muss, damit du vorwärtskommst.

Oben an der Spitze des Berges angekommen, merkst du plötzlich, wie dir die Luft ausgeht. Auf einmal fliegt an dir eine **Biene** vorbei und du erinnerst dich wieder an eine Atemübung, die du gleich wieder ausprobieren möchtest.

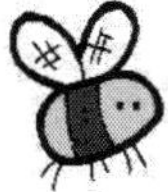

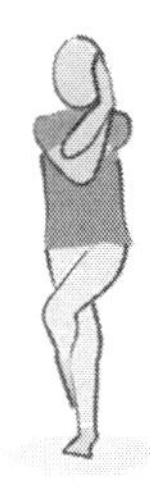

Du wolltest gerade wieder weitergehen und den Berg hinuntersteigen, als du einen großen **Adler** triffst, mit dem du dich anfreunden möchtest. Um mit ihm die Freundschaft zu schließen, fragt dich der Adler, ob du denn seine Bewegungen nachahmen kannst.

Deine Reise war bislang so aufregend und hat von dir viel Aufmerksamkeit abverlangt. Langsam, aber sicher bemerkst du, dass deine Konzentration immer weiter abnimmt und deine Augen wehtun.

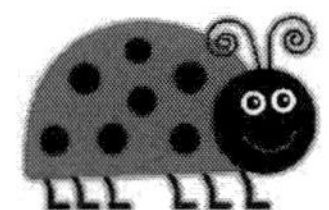

Um noch einmal Kraft für die letzten Meter zu tanken, stellst du dir deshalb einen kleinen **Marienkäfer** vor, der auf einer Blume sitzt. Du beobachtest ihn eine Zeit lang und zählst dabei seine Punkte. Auf einmal bemerkst du, wie der Marienkäfer immer näher auf dich zukommt und von der Blume auf einen Grashalm fliegt und dich mit einem Lächeln anschaut. Währenddessen verfolgst du ihn immer noch mit deinen Augen und beobachtest jede seiner Bewegungen. Plötzlich setzt sich der kleine Marienkäfer auf deine Nasenspitze und grüßt dich mit einem freundlichen „Hallo“, bevor er auf einen Baum und anschließend in die Ferne fliegt.

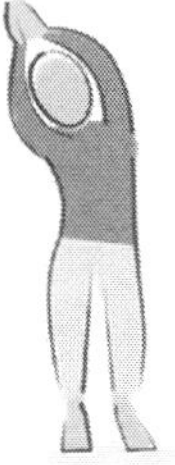

Nach einem langen und aufregenden Tag bricht langsam die Dämmerung im Märchenwald herein und der Mond geht am Nachthimmel auf. Um zum Abschluss deiner Reise zu gelangen, ahmst du die **Mondsichel** nach.

Glücklich, aber total müde, kommst du nach einem langen Tag endlich wieder zu Hause an. Um dich von den ganzen Abenteuern mit deinen neuen Freunden und den vielen Eindrücken des Tages zu erholen, setzt du dich in den Schneidersitz und drückst ganz sanft mit deinen Zeigefingern und deinen Daumen die Zonen deiner **Ohrmuscheln**. Arbeite dich dabei behutsam von innen nach außen vor.

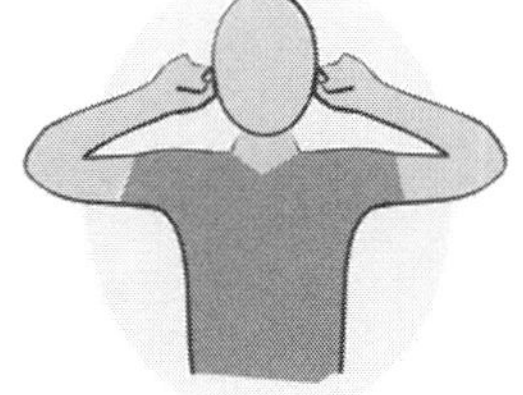

Die Sonne

QR-Code oder Link zur Audio-Datei

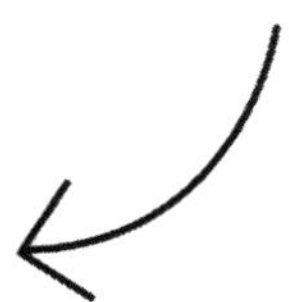

https://bit.ly/3eMWmtR

Im Märchenwald gibt es einen riesigen **Berg**, auf dessen Gipfel ein kräftiger Wind weht. Der Wind ist so stark, dass er die ganzen grauen Wolken am Himmel vertreibt und die **Sonne** zum Vorschein bringt. Vom Himmel lacht sie auf den Zauberwald herab und nicht nur die Tiere, sondern auch die Pflanzen freuen sich über ihre Sonnenstrahlen.

Denn die kleinen Bäume brauchen den Sonnenschein, um groß und stark zu werden und **Äste** zu bekommen. Doch auch die vielen kleinen Bewohner des Märchenwaldes lieben die Sonne. So liegt die kleine **Katze** Sia gerne auf der Wiese und genießt die Wärme der Sonne, die auf ihr Fell scheint.

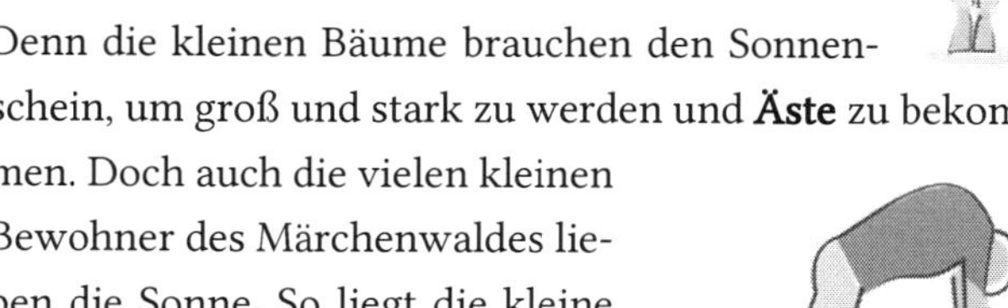

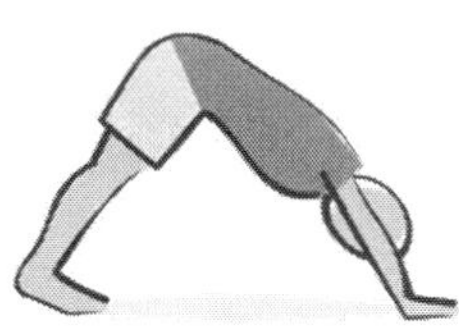

Nach einer Weile gesellt sich auch **Hund** Jady dazu und legt sich ganz entspannt daneben. Doch auch im Märchenwald geht die Sonne irgendwann unter und die **Mondsichel** leuchtet den Bewohnern am Abendhimmel den Weg.

Eddie macht einen Ausflug

QR-Code oder Link zur Audio-Datei

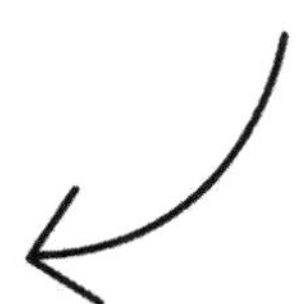

https://bit.ly/3EVP8hN

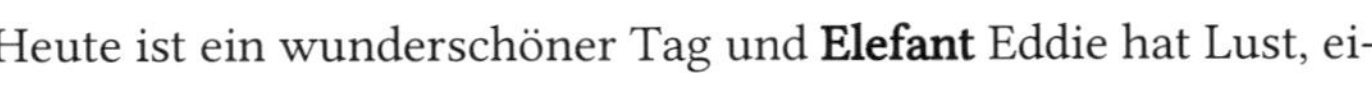

Heute ist ein wunderschöner Tag und **Elefant** Eddie hat Lust, einen Ausflug zu seinem Freund Freddie, dem **Frosch**, zu machen, der mit seiner Familie an einem schönen Teich wohnt. Also macht sich Eddie auf den Weg.

Als er unterwegs durch die Weiden des Märchenwaldes streift, sieht er ganz viele **Farne** am Wegesrand stehen. Über ihm drehen zwei **Flugzeuge** ihre Runden und malen lustige Figuren in den Himmel. Eddie geht weiter und sieht plötzlich ein Meer aus wunderschönen Blumen, auf denen viele bunte **Schmetterlinge** sitzen. Nach einigen Minuten kommt Eddie am Teich an, kann Freddie aber nirgendwo sehen. Deshalb fragt er den lieben **Flamingo**, ob er wüsste, wo er Freddie finden könnte. Der Flamingo schaut sich einen Moment lang um und zeigt dann auf eine **Lotus**-Blume am anderen Ende des Teiches, auf der Freddie gemütlich sitzt und die Wärme der **Sonne** genießt.

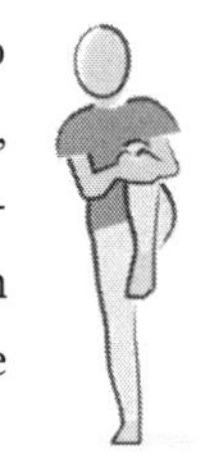

Eddie bedankt sich beim Flamingo und geht zu seinem Freund, dem Frosch, dem er so viel zu erzählen hat.

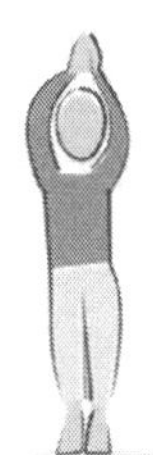

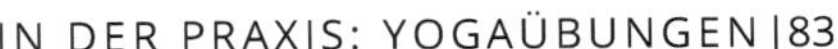

Die Geburtstagsfeier

QR-Code oder Link zur Audio-Datei

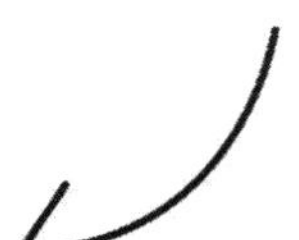

https://bit.ly/3CP9hTY

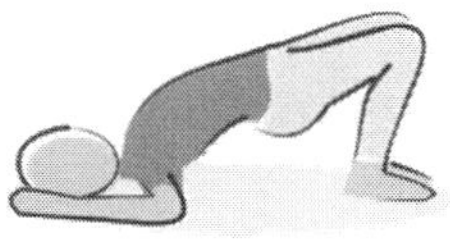

An einem schönen Tag im Sommer wachte die **Krabbe** ganz aufgeregt auf, sprang aus ihrem Bett und machte sich sofort auf den Weg zu ihrem Freund, dem **Krokodil**, das heute Geburtstag hatte. Die Krabbe wusste, dass das Krokodil etwas nervös sein würde, da es alle seine Freunde zu seinem Geburtstag eingeladen hat.

Die **Raupe** hat sofort zugesagt, doch vom **Flamingo** hat das Krokodil leider bis heute noch keine Antwort bekommen.

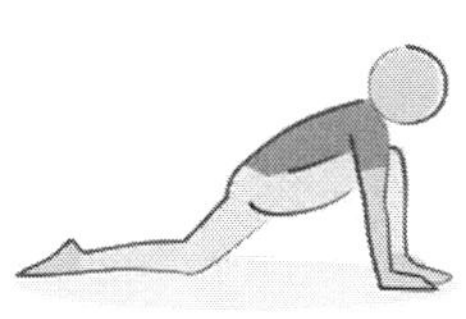

Letzte Woche sagte der **Tiger**, dass er auf keinen Fall zur Geburtstagsfeier kommen würde, wenn das Krokodil den **Löwen** auch einladen würde.

Die beiden hatten vor kurzem eine starke Meinungsverschiedenheit, die in einen Streit ausgeartet ist. Doch das **Kamel** ist ein ganz friedliches Tier.

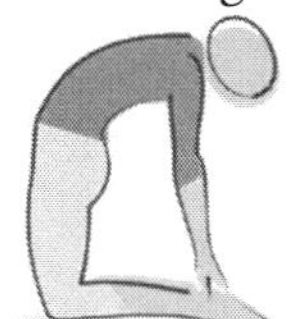

Streitereien kann es überhaupt nicht leiden, sodass es zwischen dem Tiger und dem Löwen vermittelt hat. Zum Glück verstehen sich die beiden jetzt wieder und können beide zur Feier kommen.

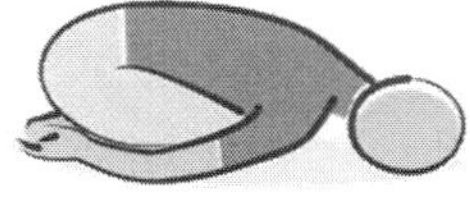

Mittlerweile ist die Krabbe auf der Geburtstagsfeier angekommen und auch die anderen Gäste sind schon da. Auf der Wiese bereitet sich der **Hase** auf das Sackhüpfen vor und die **Kobra** isst schon das dritte Stück Torte.

Der Herbstspaziergang

QR-Code oder Link zur Audio-Datei

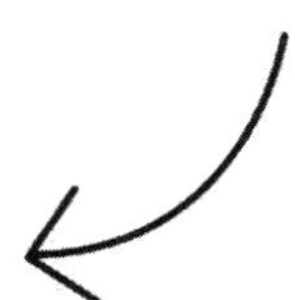

https://bit.ly/3Tj4p0s

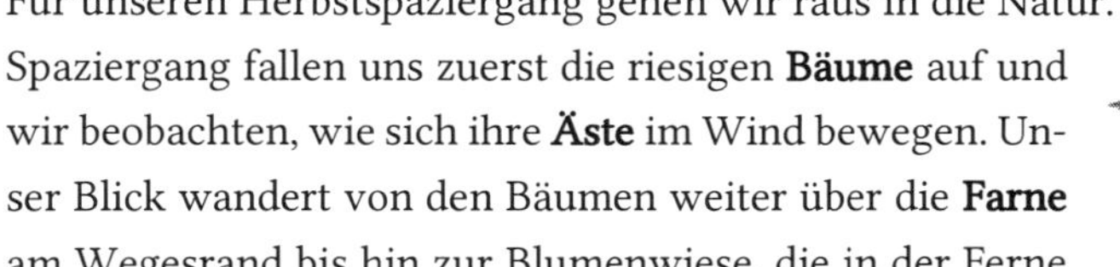

Für unseren Herbstspaziergang gehen wir raus in die Natur. Auf unserem Spaziergang fallen uns zuerst die riesigen **Bäume** auf und wir beobachten, wie sich ihre **Äste** im Wind bewegen. Unser Blick wandert von den Bäumen weiter über die **Farne** am Wegesrand bis hin zur Blumenwiese, die in der Ferne von der **Sonne** angelacht wird.

Als wir näherkommen, bemerken wir, wie viele Blumen hier draußen in der Natur sind, und uns fällt auf, dass eine schöner als die andere ist. Auf den Blüten der Blumen sitzen wunderschöne **Schmetterlinge** – manche sind blau, andere rot und wieder andere haben lustige Punkte.

Am Himmel über uns fliegt ein **Flugzeug**, das große Tragflächen hat. Das Flugzeug wird immer kleiner, je länger wir es verfolgen, und verschwindet schließlich hinter einem großen **Berg** gänzlich.

Verkehrte Welt

QR-Code oder Link zur Audio-Datei

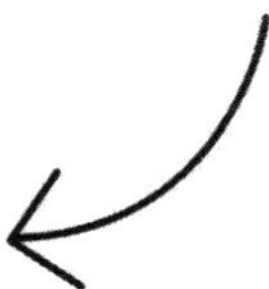

https://bit.ly/3gsfGx7

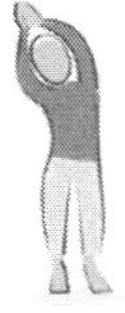

In den frühen Morgenstunden wird es dunkel, die **Mondsichel** geht auf und spiegelt sich im Teich wider, in dem die **Taube** bereits ihre ersten Bahnen schwimmt, weil sie Frühsport am liebsten mag.

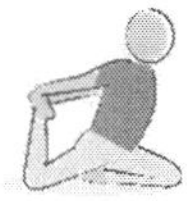

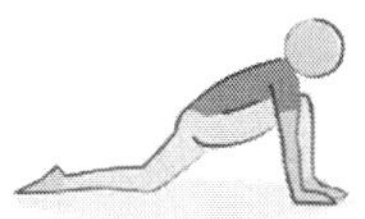

Der Teich fließt über eine Brücke, an deren einem Ende sich die winzigen Waldtiere, der **Tiger** und der **Löwe**, vor den großen, gefährlichen und hungrigen **Hasen** verstecken, um nicht von ihnen gefressen zu werden.

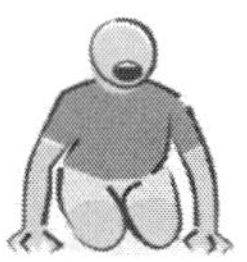

Am anderen Ende der Brücke jagt wieder einmal die **Katze** den armen **Hund** über die ganze Wiese, der sich letzten Endes hoch auf einen **Baum** flüchtet.

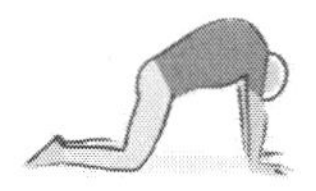

Langsam bricht die Dämmerung herein. Spät am Abend geht dann die **Sonne** auf, es wird hell und alle Tiere können endlich schlafen gehen.

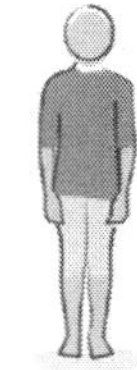

Auf dem Schulweg

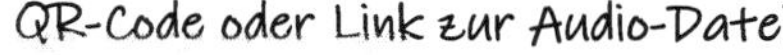

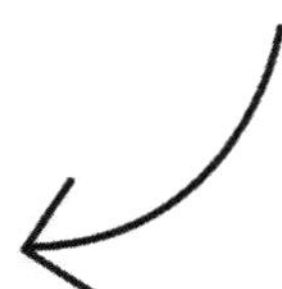

https://bit.ly/3saTXMv

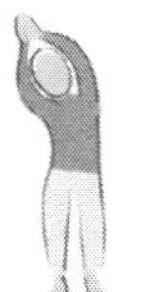

Als am Morgen langsam die Dämmerung hereinbricht und die **Mondsichel** am Himmel verschwindet, machst du dich auf den Weg zur Schule.

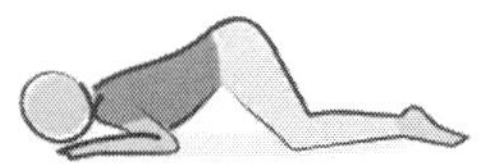

Du freust dich heute besonders auf den Deutschunterricht, weil ihr letzte Woche begonnen habt, die Geschichte von der kleinen **Raupe** Nimmersatt zu lesen. Nach **Schmetterlingen** sind Raupen nämlich deine Lieblingstiere.

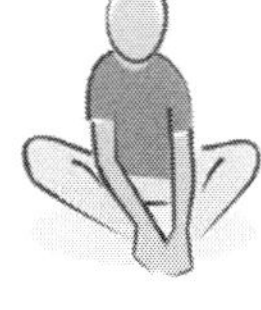

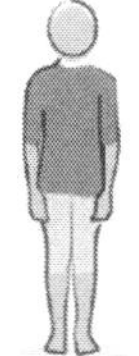

Dein Schulweg führt dich direkt durch einen Park, in dem viele große und alte **Bäume** stehen. Auf der Blumenwiese summen

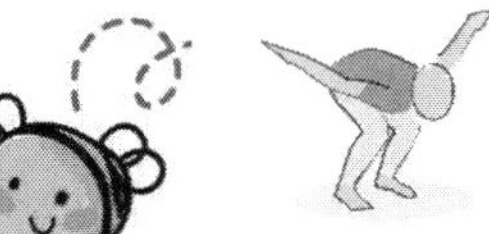

Bienen und **Hummeln** um die Wette und im kleinen Teich, der in der Mitte des Parks liegt, sitzen **Frösche** quakend auf Seerosen. Kurz bevor du in der Schule ankommst, bricht auf einmal die **Sonne** aus der Wolkendecke empor und verbreitet schon vor der ersten Stunde gute Laune.

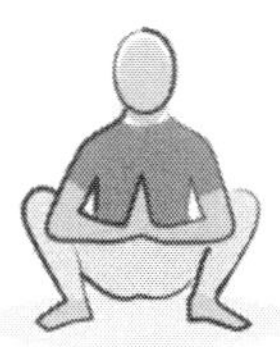

Im Zirkus

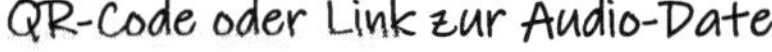

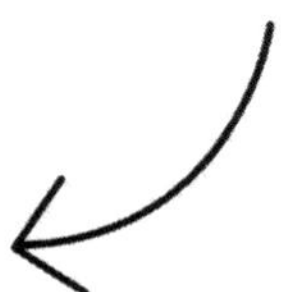

https://bit.ly/3TlGVrF

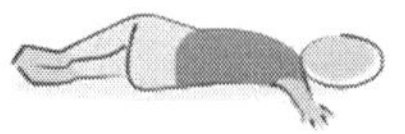

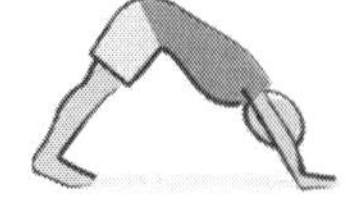

Ganz vorsichtig wagt das **Krokodil** einen Blick hinter den Vorhang und sieht, dass die Bänke im Zirkus Fantasia bis auf den letzten Platz ausgebucht sind. Das Krokodil ist so aufgeregt, dass es sofort seinem besten Freund, dem **Hund**, davon berichten muss, der sein Kunststück gerade noch einmal probt und dafür einbeinig auf einem **Dreieck** balanciert. Auch das **Kamel** ist schon fertig angezogen und geschminkt und hat noch ein bisschen Zeit bis zu seinem Auftritt. Doch bevor das Kamel den Besuchern sein Kunststück zeigen darf, ist erst einmal der **Elefant** an der Reihe, der sich gerade noch vom **Löwen** den Rüssel massieren lässt.

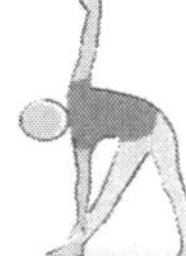

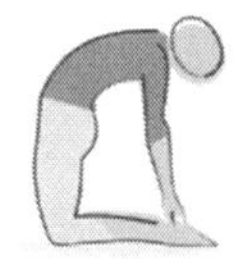

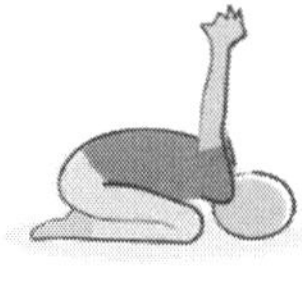

Der Tiger kann es überhaupt nicht fassen, als er sieht, wie entspannt der **Affe** an einer **Sprossenleiter** hängt und genüsslich eine Banane nach der anderen verputzt. Denn der **Tiger** leidet unter fürchterlichem Lampenfieber. „Du schaffst das schon!", spricht die **Schildkröte** mit aufmunternden Worten zum Tiger, der zum Glück erst als Zweiter hinaus in die Manege muss. Denn erst einmal eröffnet die **Katze** als Seiltänzerin die Show.

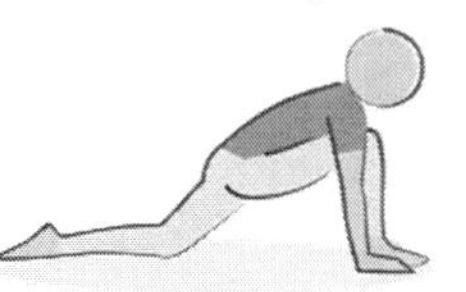

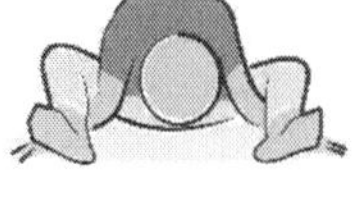

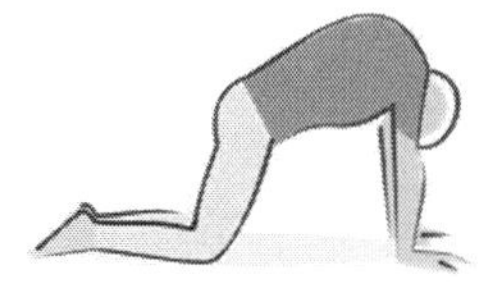

Die Insel

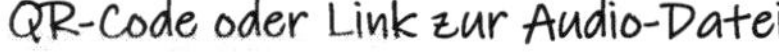

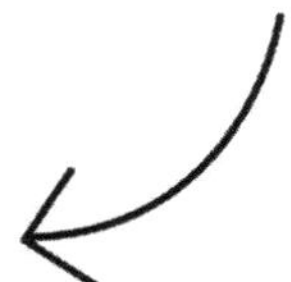

https://bit.ly/3TCfxoR

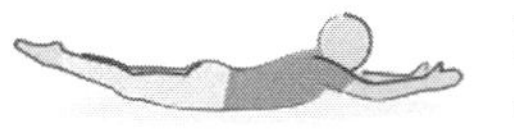

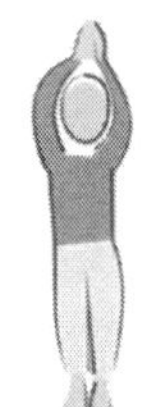

Heute ist ein wunderschöner Sommertag. Das Wetter ist perfekt, um dich auf ein kleines Abenteuer zu begeben und mit deinem neuen **Boot** raus aufs weite Meer zu fahren. Die **Sonne** scheint am Himmel und ihre warmen Sonnenstrahlen kitzeln in deiner Nase, als du den **Anker** lichtest, um deine Reise zu beginnen. Das Meer ist ruhig und es kommen nur vereinzelt Wellen auf dich zu, die links und rechts an den Rand deines Bootes schwappen. Der Himmel ist strahlend blau und von keiner einzigen Wolke bedeckt. Dafür zieht ein **Adler** ganz friedlich über dir seine Runden. Beim Blick ins Meer entdeckst du einen großen Fischschwarm, der in einer lustigen Formation schwimmt, während die Schuppen der **Fische** in der Sonne glitzern. Am Horizont kannst du eine Insel mit einem großen **Berg** erblicken, auf die du Kurs nimmst, um sie zu erkunden. An der Küste der Insel angekommen, fallen dir sofort die wunderschönen **Flamingos** ins Auge, die im kristallklaren Wasser ein Bad nehmen, als du plötzlich eine **Schildkrötenfamilie** siehst, die sich langsam im Sand fortbewegt. Um die Schildkrötenfamilie passieren zu lassen, unterbrechen die **Hasen** gerne einmal ihre

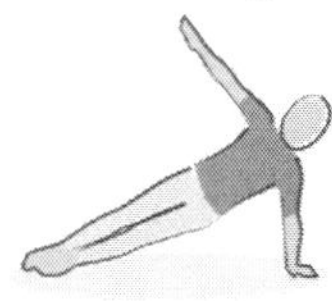

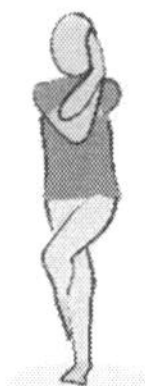

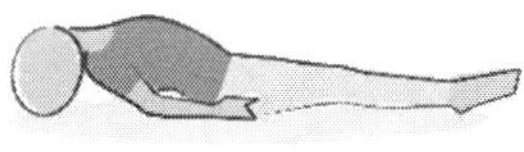

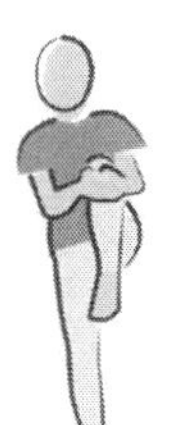

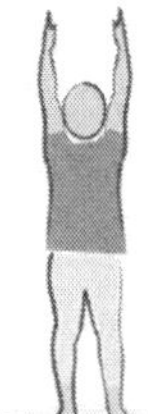

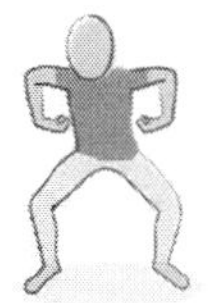

jährlichen Sommerspiele, die sie gemeinsam mit den anderen Bewohnern der Insel durchführen. Jedes Jahr im Sommer findet auf der Insel nämlich eine kleine Olympiade statt, bei der sich die Tiere in unterschiedlichen Disziplinen messen können. Die **Affen** sind bislang die ungeschlagenen Sieger im Bananenwettessen, doch wirklich niemand kann die **Krabben** im Öffnen von Kokosnüssen schlagen.

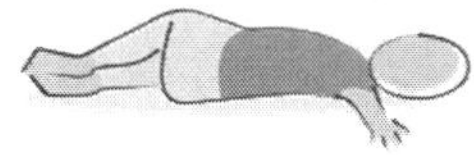

Das wohl spannendste Spiel ist das zwischen dem **Löwen** und dem **Tiger**, bei dem beide zeigen müssen, wie laut sie brüllen können. Da sich die Bewohner nie einig sind, wer von beiden denn nun gewonnen hat, und die Diskussion über diese Entscheidung oftmals auszuarten droht, wurde das unparteiliche **Kamel** vor einigen Jahren von den Hasen zum Schiedsrichter ernannt.

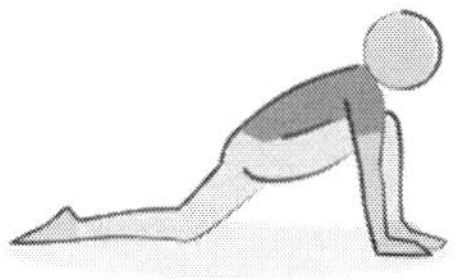

Natürlich kommen auch die anderen Inselbewohner zum Strand herunter, um die Olympiade anzuschauen und die anderen Tiere kräftig anzufeuern. Der **Elefant** hat sich schon die ganze Woche gefreut und war so aufgeregt, dass er nachts, als die **Mondsichel** oben am Himmel stand, gar nicht schlafen konnte.

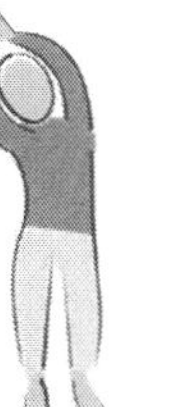

Auch die **Kobra** und ihre Freundin, die **Raupe**, sind gekommen, um sich die Spiele anzuschauen. Bereits gestern haben sie mit dem **Gorilla** Wetten abgeschlossen. Der Verlierer muss einen Monat lang die Gartenpflege übernehmen und dabei die Blumen gießen und sich um die **Bäume** auf der Insel kümmern.

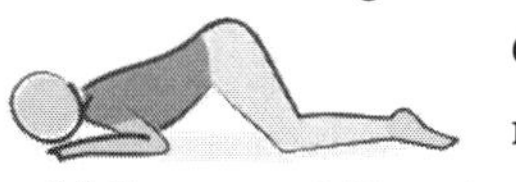

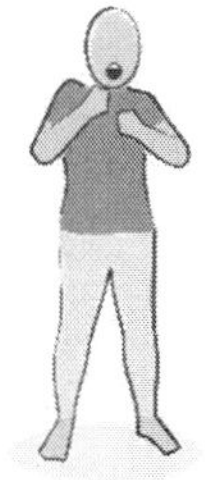

Mitgerissen von der tollen Stimmung, die auf der Insel herrscht, entscheidest du dich, noch ein wenig dort zu verweilen und dir die Sommerolympiade anzuschauen.

VORBEREITUNG AUF DIE SCHLUSSENTSPANNUNG: PRANAYAMA

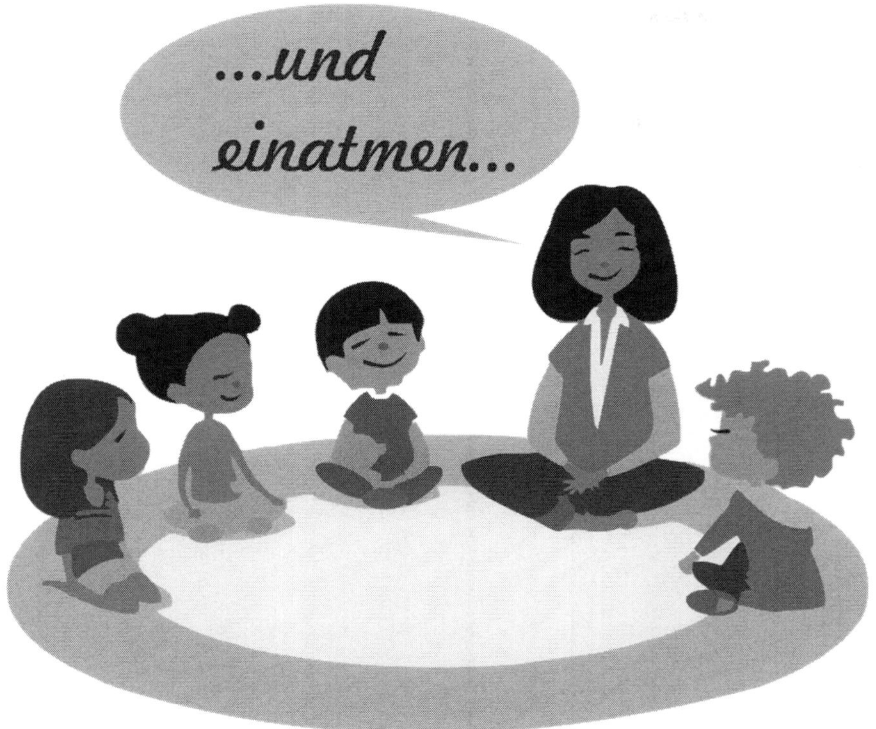

Vorübung Schritt 1: Wahrnehmung und Beobachtung des Atems

Atmen ist die natürlichste Sache, die es gibt. Wir atmen ein und wieder aus, und das ganz automatisch und unbewusst. Dabei können wir unseren Atemrhythmus auch ganz bewusst durch verschiedene Pranayama beeinflussen. Bevor wir jedoch lernen, unseren Atem aktiv und ganz bewusst zu beeinflussen, müssen wir zuerst einmal lernen, unseren eigenen Atem bewusst wahrzunehmen und zu beobachten.

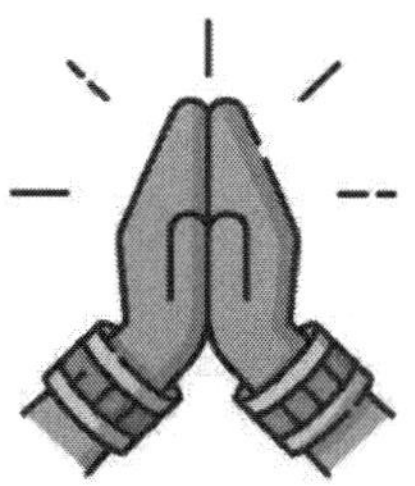

Bei der **Blumenatmung** wird die Atmung visuell dargestellt, wodurch sie für Kinder greifbar wird. Dafür musst du nur deine Handflächen aneinanderlegen und vor deine Brust in das sogenannte Anjali Mudra bringen, das eine geschlossene Lotusblüte symbolisiert. Hierbei repräsentieren deine Hände den Kelch der Blüten und deine Finger ihre Blätter.

Mit der nächsten Einatmung öffnet sich deine Lotusblüte und deine Hände wandern in das sogenannte Lotus/Padma Mudra. Beim Padma Mudra berühren sich deine beiden Handgelenke, deine Daumen und deine kleinen Finger. Deine restlichen Finger streckst du auseinander, sodass diese eine Art Kelch darstellen und eine geöffnete Blume symbolisieren. Mit dem nächsten Ausatmen schließt sich deine Blüte wieder, wobei deine Hände zurück in die geschlossene Lotusblüte (Anjali Mudra) wandern.

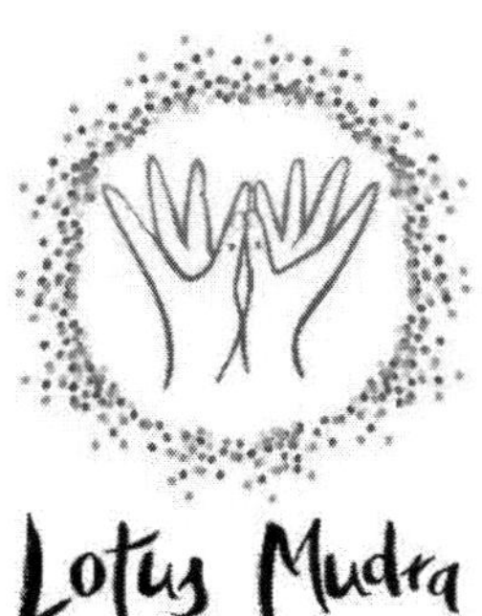

Vorübung Schritt 2: Einfache Atemübungen

Nachdem sich Ihr Kind mit der Beobachtung sowie der Wahrnehmung des eigenen Atems beschäftigt hat und ein wenig mit den eigenen Atemräumen vertraut ist, kann es sich an die ersten, einfachen Atemübungen herantasten.

Bauchatmung

Das einfachste Pranayama im Yoga ist wohl die **Bauchatmung**, weshalb sie sich ideal für Kinder eignet. Lege dich hierfür in Rückenlage auf deine Yogamatte und lege, wenn du möchtest, deine flache Hand auf deinen Bauch. Mit dem Einatmen spürst und fühlst du nun, wie sich dein Bauch nach oben hebt, und beim Ausatmen spürst du, wie er sich anschließend wieder senkt. Wiederhole die Bauchatmung einige Male und du wirst schnell merken, wie dein Körper immer tiefer in die Entspannung sinkt. Durch das tiefe Ein- und Ausatmen in den Bauch kann mehr Sauerstoff in den Körper der Kinder gelangen und diesen in der Folge mit neuer Energie füllen. Die Bauchatmung eignet sich deshalb nicht nur, um zu entspannen, sondern auch, um sich nach Aufregung wieder zu beruhigen und Wut und Ärger beiseitezuschieben.

Dreiteilige Atmung

Bei der **Dreiteiligen Atmung** atmest du aktiv in drei unterschiedliche Teile deines Bauches und lernst somit, wie du deine gesamte Lunge füllen und somit meditativ atmen kannst. Lege dich hierfür wieder in Rückenlage auf deine Yogamatte. Nun atmest du erneut in deinen Bauch hinein und beobachtest, wie er sich mit jeder Einatmung aufs Neue ausdehnt. Sobald du glaubst, dass du deinen Bauch vollkommen mit Luft gefüllt hast, atmest du noch ein wenig mehr ein, um auch deinen unteren Brustkorb mit Luft zu füllen. Als Letztes versuchst du, noch einmal etwas mehr einzuatmen, damit die Luft ebenso in deinen oberen Brustkorb fließen kann. Anschließend lässt du die Luft aus deinem gesamten Bauch entweichen.

Vorübung Schritt 3: Das Spiel mit dem Atem

Im letzten Schritt vertieft Ihr Kind dann die bisher erlernten Übungen, indem es mit seinem eigenen Atem auf verschiedene Arten spielt.

So wird die Ausatmung bei der **2:1-Atmung** etwa bewusst verlängert, wodurch das Ausatmen doppelt so lange andauert wie das Einatmen. Die 2:1-Atmung lässt sich besonders gut bei Tierasanas ausüben, bei denen Ihr Kind Laute nachahmt.

Eine weitere tolle Methode, um mit dem Atem zu spielen, ist der **Air Walk**. Lege dich hierfür in Rückenlage auf deine Yogamatte und beobachte deinen Atemrhythmus zunächst für einige Minuten. Mit deiner nächsten Einatmung hebst du gleichzeitig dein rechtes Bein sowie deinen linken Arm an, wobei du dein rechtes Bein mit deinem linken Arm berührst. Mit der nächsten Ausatmung senkst du Arm und Bein wieder zur Matte und hebst mit der nachfolgenden Einatmung nun dein linkes Bein sowie deinen rechten Arm an, wobei du nun dein linkes Bein mit deinem rechten Arm berührst. Nachdem Ihr Kind die Vorübungen erfolgreich gemeistert hat, kann es sich an weitere Atemübungen herantasten.

Die Löwenatmung

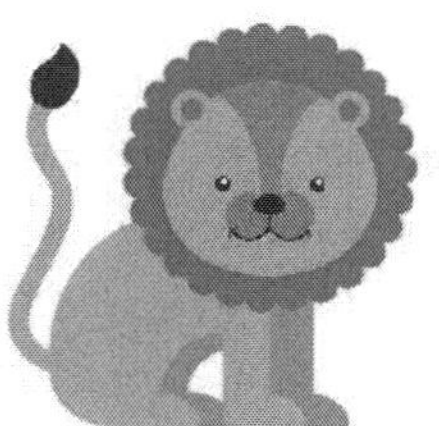

Für die Löwenatmung kniest du dich auf deine Yogamatte und legst deine Hände auf deinen Oberschenkeln ab. Nun atmest du ganz tief ein und brüllst beim Ausatmen so laut wie ein starker und gefährlicher Löwe. Wenn du möchtest, kannst du dabei auch deine Zunge herausstrecken.

Die Schlangenatmung

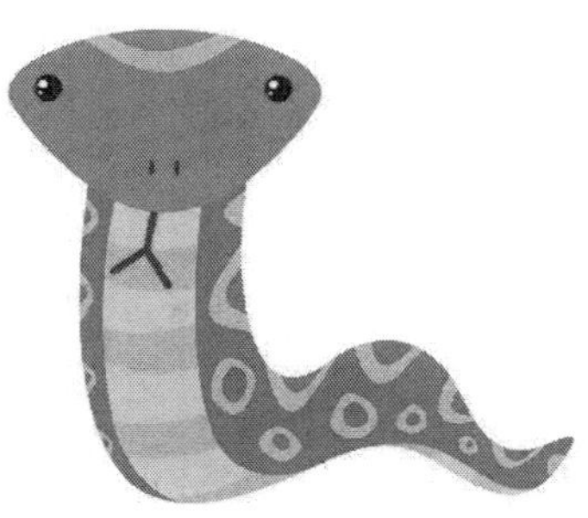

Die Schlangenatmung funktioniert grundsätzlich genauso wie die Löwenatmung. Der einzige Unterschied der beiden Atmungen liegt darin, dass du nun beim Ausatmen nicht mehr wie ein starker und gefährlicher Löwe brüllst, sondern beim Hinauslassen der Luft das Geräusch einer Schlange, also ein klangvolles Zischen, das so lange wie möglich andauern sollte, nachmachst.

Die Blattatmung

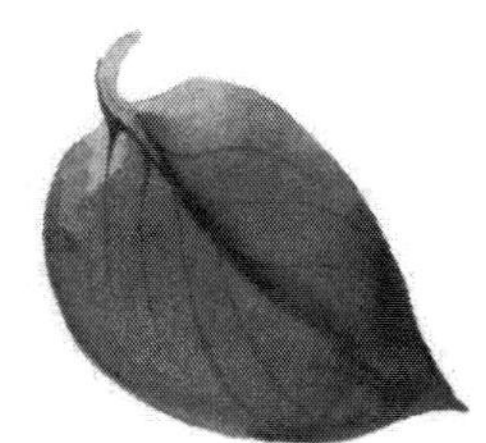

Für die Blattatmung brauchst du ein großes Blatt oder einen anderen leichten Gegenstand, den du aufs Wasser – zum Beispiel in die Badewanne, in den Pool oder in eine Schüssel – legst und dann ganz kräftig von einer zur anderen Seite pustest.

Die Luftballonatmung

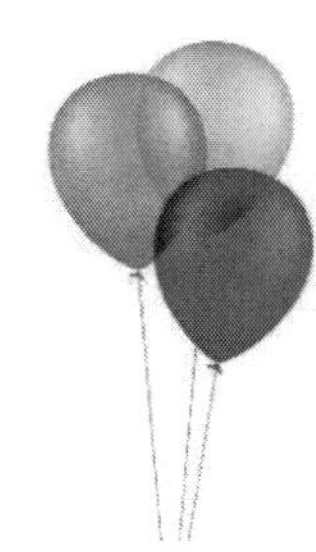

Bei der Luftballonatmung stellst du dir vor, wie du einen unsichtbaren, riesengroßen, bunten Ballon aufpusten möchtest. Hierfür musst du ganz tief durch deine Nase einatmen und anschließend durch den Mund wieder ausatmen. Und während du ausatmest, stellst du dir gleichzeitig vor, dass der Luftballon mit jedem Atemzug größer und größer wird.

Die Federatmung

Nimm eine Feder zur Hand, wirf diese hoch in die Luft und versuche dann, die Feder durch Pusten oben in der Luft zu halten. Du wirst merken, dass die Federatmung am Anfang eine kleine Herausforderung sein kann, da es nicht immer sofort gelingt, dass der Luftstrom die Feder ganz genau erwischt. Doch mit ein wenig Übung wirst du schnell merken, dass dir die Federatmung ganz gut gelingen wird.

Die Elefantenatmung

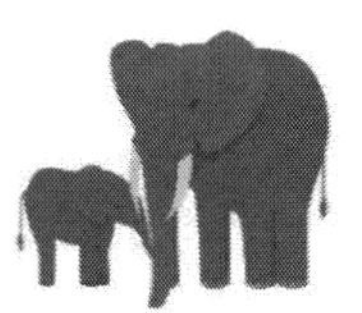

Bei der Elefantenatmung verwandelst du dich in einen Elefanten. Hierfür stellst du dich mit leicht gespreizten Beinen auf, atmest tief durch deine Nase ein und hebst zur selben Zeit deine Arme an, die in diesem Moment der Rüssel des Elefanten sind. Versuche außerdem, während des Einatmens deinen Bauch anschwellen zu lassen. Anschließend atmest du klangvoll durch deinen Mund wieder aus und senkst dabei deine Elefantenrüssel (also deine Arme) wieder nach unten.

Die Feueratmung

Die Feueratmung kannst du entweder auf einem Stuhl oder auf dem Boden ausführen. Setze dich hierfür entweder auf den Stuhl, strecke deine Arme aus und lege dabei deine Hände auf dem Tisch vor dir ab oder setze dich im Fersensitz auf deine Yogamatte, strecke deine Arme ebenfalls nach vorne aus und lege deine Hände dabei auf dem Boden ab. Nun atmest du ganz tief durch deine Nase ein und pustest die Luft beim Ausatmen so aus deinem Mund heraus, als ob du mit deinem Atem ein Feuer entfachen möchtest. Versuche dabei, so lange und so kraftvoll wie nur möglich auszupusten.

SCHLUSSENTSPANNUNG

Kinder lieben die Abwechslung und die Vielseitigkeit, die das Kinderyoga mit sich bringt. Doch neben den spannenden Geschichten, den Fantasiereisen, den Spielen und dem Spaß an der Bewegung darf die Entspannungsphase zum Schluss der Übungspraxis nicht zu kurz kommen. Denn Kinder sind genauso wie Erwachsene auf Entspannung angewiesen. Sie benötigen Zeit in der Stille, in der sie zur Ruhe kommen und ihre Erfahrungen und die Erlebnisse der Yogaeinheit sowie die des täglichen Lebens verarbeiten können.

Die Reise mit dem fliegenden Teppich

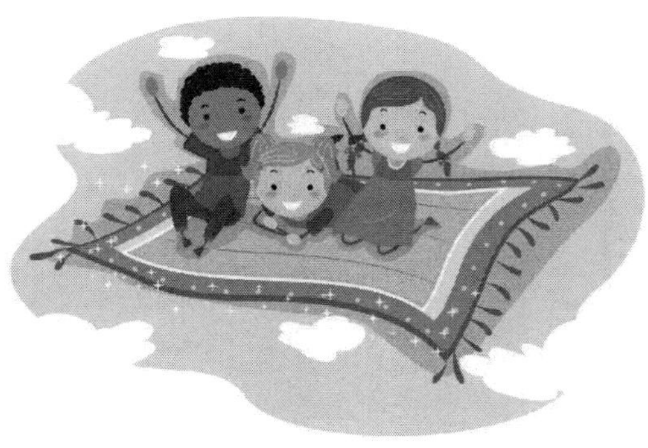

Für die Reise mit dem fliegenden Teppich setzt sich Ihr Kind, nach Beendigung der Asanas, auf die Yogamatte und schließt seine Augen. Nun geben Sie ihm einige Anweisungen für die Reise vor. Diese könnten in etwa so lauten:

„Stelle dir vor, dass deine Yogamatte ein fliegender Teppich ist, der jetzt vom Boden abhebt und in die Ferne fliegt. Deine Reise führt dich an die schönsten Orte der Welt, die du dir vorstellen kannst. Oben im Himmel streckst du deine Hände zur Seite aus, um die vielen Wolken, die wie Zuckerwatte aussehen, einzufangen."

Anschließend fragen Sie Ihr Kind, an welchen Ort es mit seinem fliegenden Teppich reisen möchte, und bitten es, zu beschreiben, was es vor seinem inneren Auge visualisiert, warum es genau an diesen Ort möchte und wieso es sich dort so wohlfühlt.

Autogenes Training

Lege dich in Rückenlage auf deine Yogamatte und schließe deine Augen. Wenn du möchtest, kannst du im Hintergrund ganz leise entspannende Musik laufen lassen. Lausche nun der folgenden Fantasiereise:

QR-Code oder
Link zur Audio-Datei

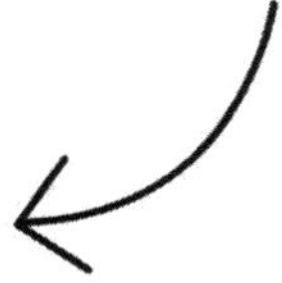

https://bit.ly/3F3KLBv

Hast du schon einmal ein Glühwürmchen gesehen? Es sieht aus wie ein kleines, schwebendes Würmchen. Und sobald die Sonne hinter den Wolken verschwunden ist, schaltet es sein Lämpchen an. Stelle dir ein solches Würmchen einmal ganz genau vor. Schließe hierfür deine Augen. Du bist ruhig, ganz ruhig. Mache dich in Gedanken auf den Weg zu einem wunderschönen Baum, der in der Abendsonne steht. Siehst du den Baum vor dir? Er steht felsenfest im Boden und du spürst, wie seine Ruhe auf dich übergreift. Du bist ganz, ganz ruhig. Gehe ein wenig dichter an den Baum heran. Du weißt, dass gleich, wenn die Sonne am Horizont versinkt, ein wunderschönes Lichtermeer entstehen wird. Setze dich zu den Wurzeln des Baumes nieder und lehne dich an seinen Stamm. Der Stamm ist wunderbar warm, von den abendlichen Sonnenstrahlen. Spüre die letzten Strahlen der Sonne nun auch auf deiner Haut. Spürst du, wie sie dich mit der letzten Kraft des Tages wärmt? Strecke der Sonne deine Arme entgegen und fühle die sanfte Wärme, die dich streichelt. Du bist ganz ruhig und deine beiden Arme sind ganz angenehm warm. Nun ist es Zeit für die Sonne, schlafen zu gehen, damit sie morgen wieder für dich scheinen kann. Wünsche ihr in Gedanken eine gute

Nacht, wenn sie langsam untergeht. In diesem Moment schleicht sich ein angenehmes Nachtblau heran. Wie schön sich die Farben von einen auf den anderen Moment geändert haben. Du sitzt noch immer am Baum und bist ganz und gar von Ruhe durchströmt. Die Sonnenwärme ist noch immer in deinen Armen abgespeichert, sodass du ganz frei noch ein Weilchen sitzen bleiben kannst. Schaue dich ganz in Ruhe um. Du wartest auf das nächste Leuchten. Und schon entdeckst du einen ersten, zaghaften Schein in der Ferne. Fast sieht es so aus, als wäre ein winziger Stern an die Erde herangerückt und würde sich jetzt auf dich zubewegen. Schaue dem Leuchten zu, wie es langsam näher kommt. Du bist ganz ruhig und bleibst völlig still sitzen. Und schon ist das Leuchten bei dir angekommen. Mit einer gleitenden Bewegung landet das kleine Glühwürmchen zu deinen Füßen. Es schaut mit seinen winzigen Augen zu dir hoch, als ob es abschätzen würde, ob es dir vertrauen kann. Und du bleibst völlig ruhig, um dem kleinen Tier Vertrauen zu schenken. Schaue das Glühwürmchen ganz in Ruhe an und gib ihm zu verstehen, dass du es nur anschauen magst. Nimm in dieser Zeit drei tiefe Atemzüge. Ein... Du bist ganz ruhig und schaust das Glühwürmchen an. Und wieder aus. Ein zweites Mal ein... Du siehst in den Augen des kleinen Tieres, dass es allmählich Vertrauen fasst. Und wieder aus... Ein letztes Mal tief ein... Das Glühwürmchen kommt ein Stückchen näher und setzt sich genau zu deinen Füßen. Und wieder aus... Du hast es geschafft. Durch deine Ruhe hat das Glühwürmchen Vertrauen zu dir gefasst, es sitzt nun ganz entspannt neben deinen Füßen. Es ist fast, als hätte ein Stern neben dir Platz genommen. Du bist völlig ruhig und schaust dabei zu, wie das kleine Lichtchen zu deinen Füßen schimmert. Langsam nehmen deine Füße das Licht auf und sie werden nach und nach immer wärmer. Du bist vollkommen ruhig und deine Arme sind mollig warm vom Sonnenlicht. Du bist vollkommen ruhig und deine Füße sind mollig warm vom Lichtchen des Glühwürmchens. Und dann passiert etwas, womit du nun wirklich nicht gerechnet hättest. Das Glühwürmchenlicht wird heller und dunkler und wieder heller und wieder dunkler. Fast sieht es so aus, als würde das Licht Zeichen geben. Als du den Kopf hebst und in die Ferne siehst, erkennst du, dass es ganz genauso ist. Denn das Gras, welches bis gerade eben noch vollständig im Schatten gelegen hat, beginnt, zu schimmern. Wo du auch hinsiehst, erscheinen kleine Lichtchen, die an die Spitzen der Grashalme krabbeln und sich dann in die Luft erheben. In diesem Moment sieht es so aus, als wärst du umgeben von leuchtenden, winzigen Sternen. Schaue dich gut um. Siehe, wie die vielen Lichter auf der Stelle schwirren. Siehst du, wie die kleinen Glühwürmchen ein winziges Bisschen flackern, als wollten sie wie die Sterne am Himmel schimmern? Nicke den Glühwürmchen zu, denn du hättest sie sehr gerne ein wenig näher bei dir.

Schaue, wie die Tierchen langsam auf dich zuschweben. Siehst du, dass sie aussehen wie tausende, langsame Sternschnuppen? Und mit jedem Flattern ihrer winzigen Flügel tragen sie die Wärme ein wenig dichter an dich heran. Du bist vollkommen entspannt. Die Wärme der letzten Sonnenstrahlen durchflutet noch immer deine Arme. Die Wärme des einzelnen Glühwürmchens auf dem Boden steckt noch immer in deinen Beinen. Und die Glühwürmchen, die nun langsam an dich heranschweben, übertragen ihre ganze Lichtwärme auf deinen Körper. Spüre, wie dein Körper Stück für Stück wärmer wird. Du bist vollkommen ruhig und dein Körper fühlt sich wunderbar warm an. Schaue dich einmal selbst dabei an, wie du mit dem Rücken an einem starken Baum lehnst. Um dich herum schweben tausende Glühwürmchen und schenken dir Wärme. Siehst du, wie du zwischen all den Tierchen sitzt? Siehst du, wie sie wie wunderschöne Sternschnuppen um dich herumschweben? Spüre die Wärme in dir und stelle dir vor, dass jedes einzelne Glühwürmchen dir in den nächsten Tagen einen Wunsch erfüllt – als wäre es wirklich eine Sternschnuppe. Schlüpfe jetzt wieder in deinen Körper hinein und siehe die Würmchen ein letztes Mal mit deinen eigenen Augen an. Nicke ihnen langsam zu, denn es wird Zeit für dich, zurückzukommen. Speichere die Lichtwärme tief in dir ab und vertraue darauf, dass all deine Wünsche in Erfüllung gehen mögen. Lasse nun ein Glühwürmchen nach dem anderen verschwinden. Sieh zu, wie sie zurückweichen und langsam wieder im Gras versinken. Als Letztes folgt das kleine Tierchen, das bis eben gerade zu deinen Füßen gesessen hat. Es schwebt nun in die Lüfte und verschwindet in der Ferne. Wenn du gleich zu mir zurückkommst, spürst du die Stärke des Baumes, der dir den Rücken stärkt. Du spürst die Ruhe, die dir diese Begegnung geschenkt hat. Und du behältst die Wärme der tausenden Glühwürmchenlichter in dir drin. Sie ist es, die dir heute die weitere Energie für den Tag schenken wird. Öffne nun langsam deine Augen, strecke dich kräftig und versuche, einmal tief zu gähnen. Du bist nun bereit für den weiteren Tag.

Die fantasievolle Atemübung

Für die fantasievolle Atemübung legt sich Ihr Kind am besten wieder in Rückenlage auf die Yogamatte und schließt seine Augen. Nun lesen Sie ihm folgende Sätze vor:

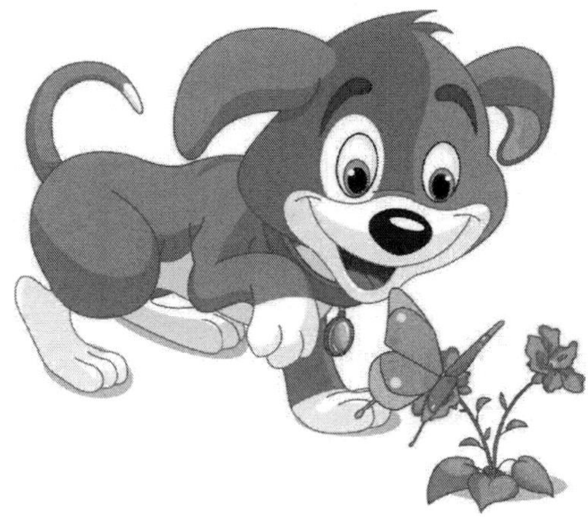

QR-Code oder Link zur Audio-Datei

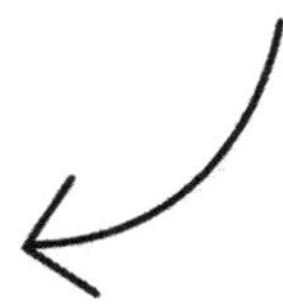

https://bit.ly/3SjAfcd

„Stelle dir einmal vor, dass du ein kleiner Hund bist. Plötzlich entdeckst du einen wunderschönen Schmetterling, der um eine Blume herumfliegt, und bist deswegen ganz aufgeregt. Doch vor lauter Aufregung weißt du nicht so recht, was du nun tun sollst. Deshalb stehst du erst einmal nur da. Dabei atmest du ganz ruhig und gleichmäßig ein und anschließend wieder aus. Du bist ganz ruhig und lauschst dem Flügelschlag des Schmetterlings. Atme nun erneut ganz tief ein und dann wieder aus, bevor du dich ganz leise im Gras niederlässt, um zu beobachten, wie der wunderschöne Schmetterling davonfliegt."

Der kleine grüne Drache

Bitten Sie Ihr Kind, sich entspannt auf einen Stuhl zu setzen und die Augen zu schließen. Lesen Sie ihm nun den nachfolgenden Text vor, in dem Ihr Kind die Rolle des Drachen einnimmt:

https://bit.ly/3saB8cn

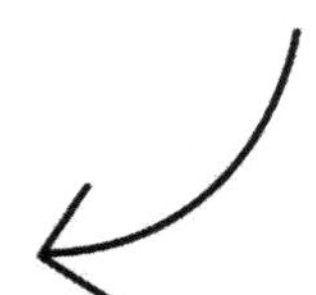

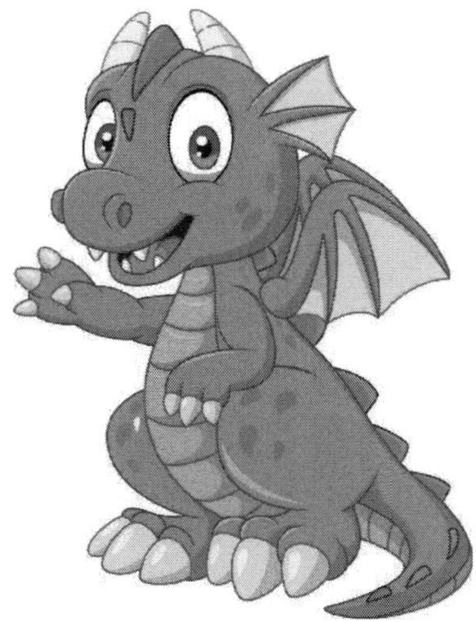

„Der kleine grüne Drache Draco möchte das Fliegen lernen. Also geht er mit seinem Papa auf einen großen Berg, um von diesem hinunterzufliegen. Bevor er jedoch mit dem Fliegen beginnen kann, erinnert ihn sein Papa an die fünf goldenen Regeln:

1. Ruhig sein,
2. Geduldig bleiben,
3. Mit den eigenen Kräften sparsam umgehen und immer nur die Muskeln benutzen, die man auch wirklich benötigt,
4. Niemals mit dem Üben aufhören,
5. Ratschläge befolgen.

Mit den fünf goldenen Regeln im Hinterkopf bereitet Draco nun seine Flügel für den bevorstehenden Flug vor. Dafür setzt er sich zunächst bequem hin und hält seinen linken Flügel-Arm ganz ruhig neben seinem Körper. Anschließend ballt er seine Hand zu einer Faust, spannt diese an und hält die Spannung, während er von drei herunterzählt. Bei null angekommen, löst Draco die Anspannung in seiner Faust und lässt seinen Arm wieder locker an seiner Körperseite herunterhängen. Jetzt atmet er ganz tief in seinen Bauch ein und anschließend wieder aus. Währenddessen spürt er, dass sich sein linker Flügel-Arm anders anfühlt. Im Anschluss streckt Draco seinen rechten Flügel-Arm ganz ruhig neben seinem Körper aus, ballt seine Hand zu einer Faust, spannt auch diese an und hält erneut die Spannung, während er von drei herunterzählt. Bei null angekommen, löst Draco die Anspannung in seiner Faust wieder und lässt auch seinen rechten Flügel-Arm wieder locker an seiner Körperseite herunterhängen. Nun atmet er wieder ganz tief in seinen Bauch ein und anschließend wieder aus. Dabei bemerkt er, dass sich nun auch sein rechter Flügel-Arm anders anfühlt. Dem ersten Flugversuch steht nun nichts mehr im Wege, weshalb sich Draco mit ausgestreckten Flügeln direkt an den Abgrund stellt und mutig hinunterspringt, als ihn ein ganz tolles Gefühl überkommt. Und während er den Berg hinunterfliegt, zieht er seine Schultern bis ganz nach oben zu seinen Ohren, um noch schneller fliegen zu können. Dabei zählt er wieder von drei herunter. Da Draco nun sehr viel Geschwindigkeit dazugewonnen hat, muss er wieder ein wenig abbremsen und entspannt dafür seine Schultern wieder und lässt diese locker herunterhängen. Nun atmet er ganz tief ein und anschließend wieder aus und spürt sofort, dass sich seine Schultern viel entspannter anfühlen. Plötzlich bemerkt Draco, dass ihm starker Fahrtwind ins Gesicht bläst. Er erinnert sich an die goldenen Regeln seines Papas und bleibt ganz ruhig. Er presst seine Augen zusammen, zählt erneut von drei herunter und entspannt im Anschluss wieder. Sofort spürt er, dass sich seine Augen entspannter anfühlen. Fast am Boden angekommen, muss sich Draco nun auf die bevorstehende Landung vorbereiten. Dafür spannt er erst einmal sein linkes Bein an, hält die Spannung, zählt erneut von drei herunter, entspannt sein Bein zum Schluss wieder und lässt dieses locker herunterhängen. Anschließend atmet er ganz tief ein und wieder aus und nimmt unmittelbar das veränderte Gefühl in seinem linken Bein wahr. Im Anschluss spannt er auch noch sein rechtes Bein an, hält auch dieses Mal die Spannung wieder, zählt noch einmal von drei herunter, entspannt sein Bein anschließend wieder und lässt auch dieses zum Schluss locker herunterhängen. Ein letztes Mal atmet Draco ganz tief ein und wieder aus. Er spürt, wie entspannt sich sein Bein anfühlt, bevor er voller Konzentration und mit dem letzten Flügelschlag am Fuße des Berges landet. Er freut sich unheimlich darüber, dass er seinen ersten Flug so super gemeistert hat."

Mandalas

Neben Fantasiereisen, autogenem Training, Atemübungen sowie dem Wechsel aus Entspannung und Anspannung ist auch das Ausmalen von Mandalas eine hervorragende Methode, die sich als Schlussentspannung gut eignet. Denn beim Ausmalen muss sich Ihr Kind an den Strukturen des Mandalas orientieren und diese einhalten, anstatt sich etwas Neues auszudenken. So kann es einfach loslegen, sich die Farben selbst auszusuchen, und kann dadurch zur Ruhe kommen.

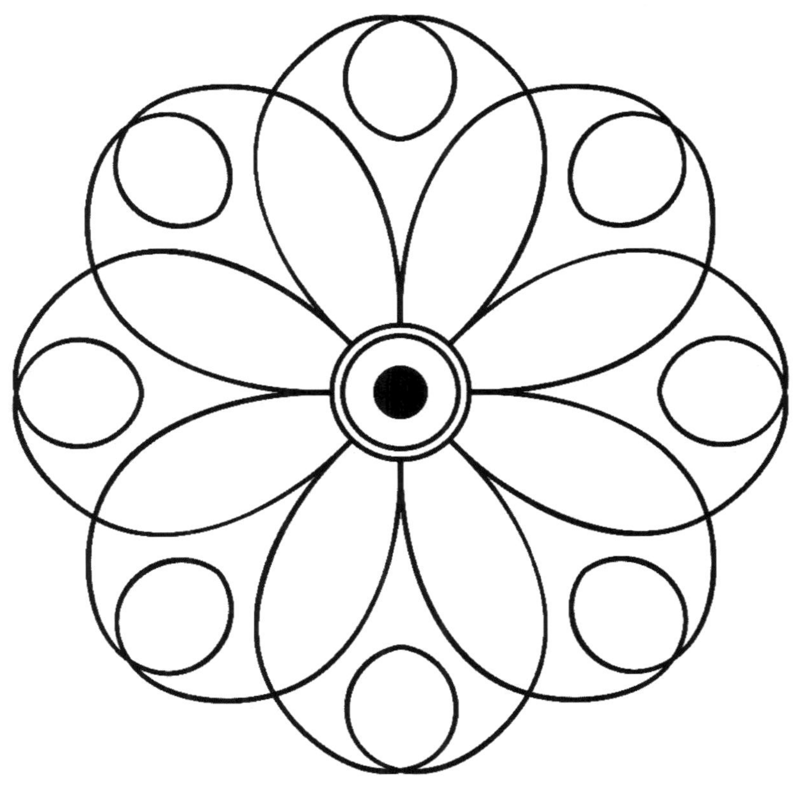

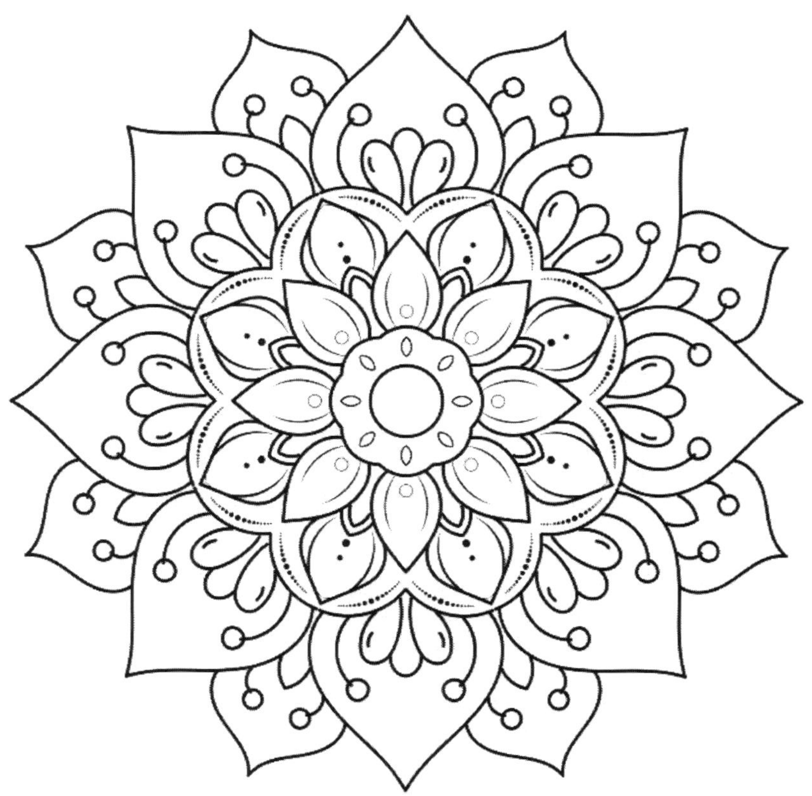

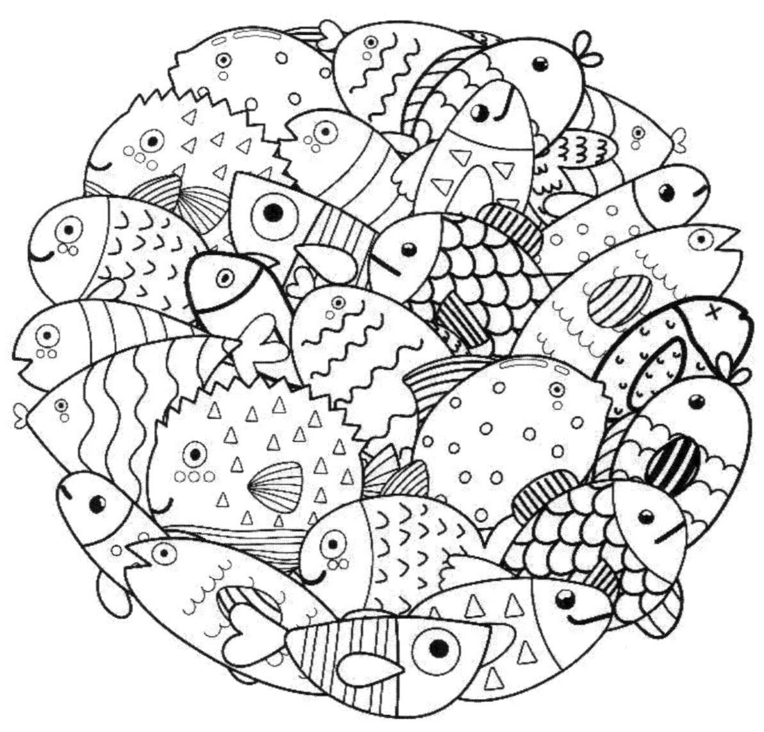

Das Ende der Schlussentspannung

Das Ende der Schlussentspannung ist beinahe genauso wichtig wie die Entspannung selbst und wird auch als **Rücknahme** bezeichnet. Während der Entspannungsphase kommt es zu einer Verlangsamung des physiologischen Kreislaufes, was beispielsweise zur Senkung des Blutdruckes sowie zur Verlangsamung des Herzschlages führt. Nach der Entspannung signalisiert die Rücknahme dem Körper, von der Entspannung zurück in die Aktivität zu schalten, wodurch sich der physiologische Kreislauf wieder normalisiert. Versuchen Sie, gemeinsam mit Ihrem Kind, auch die Rücknahme als ein Ritual zu betrachten. Es ist unwichtig, auf welche Art und Weise die Entspannungsphase gestaltet wird, wichtig ist nur, dass das Ritual zur Rücknahme immer gleich sein sollte. So sollte die Rücknahme immer demselben Ablauf folgen und mit den immer gleichen Worten formuliert werden. Der Kreativität sind hierbei keinerlei Grenzen gesetzt und Sie können gemeinsam entscheiden, wie Sie die Rücknahme gestalten möchten. Wenn Sie möchten, können Sie das Rücknahmeritual wie in den nachfolgenden Schritten gestalten:

- Wiederholtes tiefes Ein- und Ausatmen
- Zunächst kleine Bewegungen in Füße und Hände bringen und anschließend auf die Beine und die Arme ausweiten
- Öffnung der Augen
- Herzhaftes Gähnen, kräftig strecken und recken
- In Rückenlage kommen, die Knie zur Brust heranziehen und anschließend langsam und kontrolliert hin- und herschaukeln
- Zimbeln integrieren, um Klarheit und Wachheit zu spenden
- Als Alternative zu Zimbeln kann auch eine Klangschale mit hohem Klang verwendet werden

Lassen Sie Ihrer Kreativität und der Ihres Kindes freien Lauf, denn grundsätzlich ist es ganz egal, wie Sie das Ritual zur Rücknahme gestalten. In jedem Fall sollte dieses jedoch stimmig sein und zu Ihrem Kind passen.

Der Übungsplan – Beispiele

Übungsplan A	• **Aufwärmübung:** Rekeln & Strecken, Schütteln, Armschwingung, Haa-Ausatmung (Kapitel „Das Aufwärmen“) • **Hauptteil:** Die Dschungelexpedition (Kapitel „Yogageschichten mit Asanas“) • **Vorbereitung auf die Schlussentspannung:** Die Löwenatmung, Die Schlangenatmung, Die Elefantenatmung (Kapitel „Pranayama“) • **Schlussentspannung:** Der kleine grüne Drache (Kapitel „Schlussentspannung“), die Rücknahme nicht vergessen
Übungsplan B	• **Aufwärmübung:** Stopptanz mit der Klangschale (Kapitel „Das Aufwärmen“) • **Hauptteil:** Ein magischer Ausflug (Kapitel „Yogageschichten mit Asanas“) • **Vorbereitung auf die Schlussentspannung:** Das Segelboot (Kapitel „Fantasiereisen“) • **Schlussentspannung:** Die Reise mit dem fliegenden Teppich (Kapitel „Schlussentspannung“), die Rücknahme nicht vergessen
Übungsplan C	• **Aufwärmübung:** Die fliegenden Farben (Kapitel „Das Aufwärmen“) • **Hauptteil:** Eddie macht einen Ausflug (Kapitel „Yogageschichten mit Asanas“) • **Vorbereitung auf die Schlussentspannung:** Die Unterwasserwelt (Kapitel „Fantasiereisen“) • **Schlussentspannung:** Die fantasievolle Atemübung (Kapitel „Schlussentspannung“), die Rücknahme nicht vergessen
Übungsplan D	• **Aufwärmübung:** Freeze (Kapitel „Das Aufwärmen“) • **Hauptteil:** Die Geburtstagsfeier (Kapitel „Yogageschichten mit Asanas“) • **Vorbereitung auf die Schlussentspannung:** Die Möwe (Kapitel „Innere Ruhe: Kindermeditation“) • **Schlussentspannung:** Die Pizza-Massage (Kapitel „Yoga-Massagen“), die Rücknahme nicht vergessen

Yoga als Einschlafbegleitung

bindungsorientiert & entspannt

BIO-RHYTHMUS

Während sich Babys oftmals noch relativ schnell in den Schlaf schaukeln lassen, kann die Einschlafbegleitung bei älteren Kindern an manchen Tagen zur wahren Herausforderung werden. Der Tag hat so viele aufregende und spannende Momente mit sich gebracht, in denen die Kinder viel erlebt und Neues gelernt haben. Und von alldem wollen sie Mama und Papa natürlich noch bis in die späten Abendstunden erzählen. Die Welt ist groß, spannend und voller Abenteuer. Kein Wunder, dass es einigen Kindern dann schwerfällt, nach einem erlebnisreichen Tag in den Schlaf zu finden. Denn obwohl der vergangene Tag viel von ihnen abverlangt hat und die Müdigkeit immer präsenter wird, sind einige von ihnen immer noch munter und nicht schläfrig genug. Die Folge: Die Einschlafbegleitung zieht sich in die Länge und kostet die Beteiligten viele Nerven.

Da die bedürfnisorientierte Schlafberatung von der Annahme ausgeht, dass die Mehrheit der Kinder ab einem Alter von drei Jahren lernen kann, kindgerecht, selbstständig und ohne jegliche Hilfe einzuschlafen, ist es also total normal, dass Babys und Kleinkinder beim Einschlafen Unterstützung benötigen. Dabei gibt es eine Reihe von Dingen, die Einfluss auf das Einschlafverhalten von Kindern nehmen, sich aber glücklicherweise verändern lassen. Liegt Ihr Kind abends wieder lange wach und kann oder will einfach nicht einschlafen, ist es zunächst denkbar, dass die Schlafenszeiten nicht zu dem Bio-Rhythmus Ihres Kindes passen. Sobald es an der Zeit ist, ins Land der Träume zu reisen, ist Ihr Kind entweder noch nicht müde oder aber vollkommen übermüdet und aufgedreht. Sollte das der Fall sein, ist es sinnvoll, wenn Sie die Schlafenszeiten überdenken und an den Schlafbedarf Ihres Kindes anpassen. Für die meisten Familien kann es zudem eine große Erleichterung sein, wenn das Kind bei den Schlafenszeiten mitbestimmen darf. Denn es gibt kein Gesetz dafür, wann Kinder abends ins Bett gehen müssen.

Außerdem kann sich das Einschlafen immer dann sehr hinauszögern, wenn ein Kind an dem Wendepunkt angelangt ist, an dem es auf den Mittagsschlaf nicht mehr unbedingt angewiesen ist. Dann ist es hilfreich, dem tatsächlichen Schlafbedarf Ihres Kindes auf den Grund zu gehen und herauszufinden, ob es am Mittag vielleicht zu lange schläft oder ob es den Tagesschlaf überhaupt noch benötigt. Sollten Sie allerdings bemerken, dass Ihr Kind am Mittag, aufgrund von Schlafmangel, erschöpft und schlecht gelaunt ist, ist das Auslassen des Mittagsschlafes für eine frühere Bettruhe am Abend keine sinnvolle Alternative. Einigen Kindern steht am Abend auch ihr eigener Wunsch nach Entwicklung im Wege. Obwohl sie müde sind und sich die Augen reiben, scheint es ihnen unmöglich, einzuschlafen. Stattdessen wollen sie noch weiter spielen, Dinge erzählen und Erfahrungen sammeln. Sobald Sie sich diesem Wunsch Ihres Kindes sowie seinem Entwicklungsbedürfnis bewusst werden, können Sie den Umgang damit jedoch kreativ gestalten. So könnten Sie zum Beispiel den Nachmittag dafür nutzen, um einen Übergang zum Abend zu entwickeln. Fragen Sie Ihr Kind dafür am besten relativ früh, was es noch erleben, sehen oder spielen möchte. Sobald Sie die Aktivitäten Ihres Kindes so in den Tag integrieren, dass diese zum Abend hin ruhiger werden, und gemeinsam über all die Dinge reden, die es erlebt hat, wird Ihr Kind bemerken, dass es tagsüber allen Bedürfnissen nachkommen konnte.

Daneben lohnt sich zumeist auch ein Blick auf die Abendrituale Ihres Kindes. Vielleicht gibt es ja etwas, das Ihr Kind zum Abend hin noch einmal besonders stark ablenkt, und etwas, das besonders aufregend wirkt und einer veränderten Gestaltung bedarf. Wenn es an der Zeit ist, ins Traumland zu reisen, sollte idealerweise schon alles bereitliegen und nicht erst kurz vor dem Schlafengehen rausgelegt werden. Suchen Sie deshalb bereits im Vorfeld die Anziehsachen für den nächsten Tag raus und legen Sie das Buch mit der Einschlafgeschichte bereit.

Exkurs: Die Schlaftypen

Die Lerche ist der klassische Frühaufsteher, die ihre produktivste Phase bereits am Mittag durchlebt, abends jedoch schon früh müde wird. Ihre innere Uhr läuft im Verhältnis zur effektiven Tageszeit schneller. Für Kinder, die sich dem Schlaftypen der Lerche zuordnen lassen, eignen sich vor allem am späten Nachmittag belebende Asanas. Aufgrund ihrer recht früh in Erscheinung tretenden Müdigkeit reichen ihnen oftmals einzelne Atem- oder Entspannungsübungen am Abend, um in den Schlaf zu fallen.

Die Eule hinkt der Lerche immer ein wenig hinterher und ist der klassische Morgenmuffel, der vorzugsweise spät aufsteht, am Abend dann aber unheimlich leistungsfähig ist. Für Kinder, die sich dem Schlaftypen der Eule zuordnen lassen, eignen sich am Abend eher beruhigende Asanas, die dem Kind helfen, zur Ruhe zu kommen. Belebende Asanas sowie die Haltungen, die mit Tiergeräuschen oder Tiergesten kombiniert werden, sollten früher am Tag durchgeführt werden.

Der Test: Lerche oder Eule?

Aufwachen	• Morgens bin ich meistens schon wach, bevor mein Wecker klingelt. Dann stehe ich auch sofort auf. *(1 Punkt)* • Sobald ich aufgestanden bin, bin ich direkt munter und fit. *(1 Punkt)* • Das Aufwachen sieht bei mir jeden Tag anders aus. *(2 Punkte)* • Wie schnell ich wach werde, ist immer unterschiedlich. *(2 Punkte)* • Das Aufstehen fällt mir schwer und ich drücke immer die Schlummertaste. *(3 Punkte)* • Morgens brauche ich immer etwas Zeit, um richtig wach zu werden. *(3 Punkte)*
Einschlafen	• Ich gehe gegen 22 Uhr ins Bett und schlafe meistens schnell ein. *(1 Punkt)* • Ich gehe immer zu unterschiedlichen Zeiten ins Bett. *(2 Punkte)* • Ich gehe meistens zwischen 22 Uhr und 1 Uhr ins Bett. *(3 Punkte)*
Durchschlafen	• Eigentlich schlafe ich immer durch. *(1 Punkt)* • Ich wache immer am Morgen auf. *(2 Punkte)* • Das Einschlafen fällt mir schwer, ich schlafe dann aber durch. *(3 Punkte)*
Tagesplanung	• Ich nehme mir vor, dass ich wichtige Aufgaben bereits am Morgen erledige. *(1 Punkt)* • Meine Tagesplanung ist meistens spontan. *(2 Punkte)* • Ich bemühe mich, wichtige Gespräche erst am Abend zu führen. *(3 Punkte)*
Leistungsfähigkeit	• Morgens oder am frühen Vormittag ist meine Leistungsfähigkeit am höchsten. *(1 Punkt)* • In Abhängigkeit von meiner Tagesform bin ich mal mehr und mal weniger leistungsfähig. *(2 Punkte)* • Nachmittags und abends bin ich am leistungsfähigsten. *(3 Punkte)*
Erholung	• Ich kann erst am Abend richtig entspannen und abschalten. *(1 Punkt)* • Selbst wenn ich frei habe, wache ich am frühen Morgen auf. *(1 Punkt)* • Ich entspanne praktisch nie. *(2 Punkte)* • Ich wache mal früher und mal später auf, wenn ich frei habe. *(2 Punkte)* • Nachts ist für mich der ideale Zeitpunkt zum Entspannen. *(3 Punkte)* • Ich liebe es, auszuschlafen. *(3 Punkte)*

Auswertung:

Lerche	8 bis 12 Punkte
Eule	19 bis 24 Punkte
Mischtyp aus Lerche und Eule	13 bis 18 Punkte

Der amerikanische Schlafexperte Dr. Michael Breus hat das Modell von Lerchen und Eulen im Laufe der Zeit überarbeitet und adaptiert. Insgesamt identifiziert und differenziert Breus vier verschiedene Schlaftypen.

Der Löwe ist ein Frühaufsteher, der bereits am frühen Morgen aufmerksam und produktiv ist und direkt nach dem Aufstehen seinen Tag durchplant. Am Nachmittag wird der Löwe jedoch schon relativ früh müde und schläft am Abend schnell ein. Er zeichnet sich durch Ehrgeiz, Gewissenhaftigkeit, Optimismus und analytisches Denken aus.

Im Gegensatz zum Löwen ist **der Wolf** ein wahrer Morgenmuffel, der am liebsten erst gegen 11 Uhr vormittags aufstehen würde. Da sein Energieschub erst gegen 19 Uhr am Abend eintritt, geht er nur sehr selten vor Mitternacht ins Bett. Wölfe zeichnen sich durch Launenhaftigkeit, impulsives Handeln, Kreativität und Risikobereitschaft aus.

Der Bär schläft zum einen tief und viel, hat auf der anderen Seite jedoch immer das Gefühl, zu wenig Schlaf zu bekommen. Wenn der Wecker am Morgen klingelt, neigt der Bär dazu, vermehrt die Schlummertaste zu drücken, da seine Produktivität erst am Mittag am höchsten ist. Bären sind sehr fröhliche und extrovertierte Menschen, denen Loyalität überaus wichtig ist und die Konflikten tendenziell eher aus dem Weg gehen.

Der Delphin fühlt sich grundsätzlich immer müde, da er in der Nacht häufig aufwacht. Genauso wie beim Wolf tritt sein Energieschub gegen 19 Uhr abends ein, jedoch geht er in der Regel bereits kurz vor Mitternacht ins Bett. Delfine sind intelligente, gleichzeitig aber auch introvertierte und ängstliche Persönlichkeiten, die einen Hang zum Perfektionismus haben.

SCHLAF ALS TRENNUNGSSITUATION

Kinder erleben immer wieder ganz bewusst, dass sie eigenständige Menschen und damit bis zu einem gewissen Grad von ihren Eltern unabhängig sind. Tagsüber kann sie dieser Gedanke zu großen Abenteuern beflügeln, auf denen sie ganz auf sich selbst gestellt neue Dinge erleben möchten. Doch wenn am Ende des Tages der Abend hereinbricht, wachsen häufig Gefühle der Sehnsucht, der Nähe und der Wunsch nach Geborgenheit von ihren Eltern heran. Dadurch kann die verstärkte Trennungsangst, die Kinder immer mal wieder in bestimmten Phasen ihrer Entwicklung verspüren, ein wesentlicher Grund dafür sein, warum sie tagsüber so eigenständig sind, sich am Abend jedoch nach der Zuwendung ihrer Eltern sehnen.

Dieser Wunsch nach Nähe sowie die Angst vor der Trennung von ihren Eltern haben natürlich auch auf den Schlaf der Kinder Auswirkungen, da dieser für sie die ultimative Trennung von ihren Eltern bedeutet und ihr Bindungssystem aktiviert. Das Bindungssystem beschreibt hierbei den Bezug eines Kindes zu seiner unmittelbaren Bezugsperson, das auf Sicherheit und Nähe seitens dieser abzielt.

Sobald sich Kinder schlafen legen, trennen sie sich für eine kurze Zeit von ihrem eigenen Bewusstsein und liefern sich ohne jegliche Kontrolle oder Sicherheit vollkommen aus. Für Babys und kleine Kinder ist die Erfahrung, sich in der eigenen absoluten Angewiesenheit selbst überlassen zu sein, eine existentielle Bedrohung. Da ihnen jegliche Praxis fehlt, sind sie viel schneller verunsichert und verspüren auch schneller Angst als Erwachsene, sodass sie sich rückvergewissern müssen, ob denn wirklich alles in Ordnung ist.

Doch Kinder können sich auf diese temporäre Trennung nur dann einlassen und friedlich in den Schlaf finden, wenn sie im Vorfeld eine sichere Bindung zu ihren Eltern aufgebaut und verinnerlicht haben, dass sie in jeder Situation für sie da sind, auf sie aufpassen und sich um sie kümmern. Denn nur so können die Zuwendung und die körperliche Nähe der Eltern nach einem schreckhaften Moment in der Mitte der Nacht, bei Verunsicherungen oder dem Gefühl des Alleinseins Sicherheit vermitteln. Damit zeigt der elterliche Hafen den Kindern, dass sie beruhigt weiterschlafen können und dass nichts passieren wird, während sie im Land der Träume verweilen.

Vor allem bei Babys und kleinen Kindern spielt der Körperkontakt mit den Eltern hierbei eine große Rolle. Es gibt zwar immer wieder einige Kinder, deren Vertrauen in ihre Umwelt so stark ist, dass sie ganz ohne Probleme alleine im eigenen Bett schlafen können, doch das ist eher die Ausnahme als die Regel. Denn die Mehrheit der Kinder benötigt zum Einschlafen die liebevolle Unterstützung ihrer Eltern.

Somit nimmt das Yoga auch im Hinblick auf den Schlaf als Trennungssituation eine wichtige Schlüsselposition ein. Als Teil der Einschlafbegleitung kann es Kindern die notwendige Sicherheit spenden, sich in der Nacht angstfrei ins Land der Träume zu verabschieden. Durch die Zuwendung und die körperliche Nähe, die Eltern ihrem Kind während der gemeinsamen Übungspraxis vermitteln, lernen diese, dass sie sich immer auf ihre Eltern verlassen können und sie auch auf sie aufpassen, während sie schlafen.

Aus bindungstheoretischer Sicht ist es immer am empfehlenswertesten, die Bedürfnisse des eigenen Kindes wahrzunehmen, zu beachten und diesen auch nachzukommen. Babys und kleine Kinder sind selbst noch nicht in der Lage, ihre Bedürfnisse zu befriedigen oder diese zu steuern, weshalb sie von der Koregulation ihrer Bindungsperson abhängig sind. Ein Ausbleiben dieser Koregulation kann sich negativ auf die Entwicklung des Kindes auswirken, wodurch sich Faktoren wie das Selbstwertgefühl oder das Urvertrauen nicht vollständig ausbilden oder Rückfälle im kindlichen Schlafverhalten auf lange Sicht auftreten können.

Bei einer Koregulation bekommen wir Hilfe von anderen Menschen, um unsere eigenen Gefühle zu regulieren.

Die Bindung zwischen Eltern und Kind ist die stärkste und wichtigste Beziehung, die ein Mensch im Laufe seines Lebens eingehen kann. Sie spendet nicht nur Ihrem Kind Nähe, Sicherheit und Geborgenheit, sondern gibt auch Ihnen so unheimlich viel, das nichts auf der Welt jemals ersetzen könnte.

ZEIT MIT DEN ELTERN

Zeit ist das kostbarste Geschenk, was Eltern ihren Kindern machen können. Doch inmitten von wichtigen Terminen, Meetings und anderen Verpflichtungen gelingt es ihnen nicht immer, so viel Zeit mit ihren Kindern zu verbringen, wie sie gerne möchten. Dabei tut es Kindern so gut, wenn sie spüren, dass ihre Eltern ihren Wunsch und ihr Bedürfnis nach „Quality Time" ernst nehmen und alles daran setzen, so viel Zeit wie nur eben möglich mit ihnen zu verbringen.

Die Sehnsucht nach gemeinsamer Zeit kann am Abend dann schon mal darin zum Ausdruck kommen, dass das Kind so überhaupt nicht in den Schlaf finden möchte. Denn wenn der Alltagsstress mal wieder überhandgenommen hat und nur wenig Zeit und Raum für Exklusivität geblieben ist, müssen die Bindungstanks vor dem Schlafengehen aufgefüllt werden, um dem kindlichen Bedürfnis an gemeinsamer Zeit gerecht zu werden.

Leider ist es – aufgrund von späten Arbeitszeiten und Terminen – nicht immer möglich, dass beide Elternteile ausreichend Bindungs- und Qualitätszeit mit ihrem Kind am Abend verbringen. Ein alternativer Ansatz hierbei wäre dann, sich bereits am Morgen oder tagsüber Zeit für die „Quality Time" mit dem Kind zu nehmen, hin und wieder die eigenen Prioritäten zu überdenken und die hohen Ansprüche an sich selber über Bord zu werfen. Nehmen Sie sich so zum Beispiel bestimmte Zeitfenster am Tag bewusst frei, um diese mit Aktivitäten und Kuscheleinheiten mit Ihrem Kind zu füllen. Wenn Ihr Kind schon etwas älter ist, können Sie sich zum Beispiel auch immer am Sonntag zusammen an einen Tisch setzen und einen Plan für die kommende Woche aufstellen, in dem Sie gemeinsam geplante Unternehmungen festhalten.

Ein weiterer sinnvoller Ansatz wäre zudem, dass Sie sich festgelegte Zeiträume aussuchen, in denen Sie immer gemeinsam als Familie Zeit verbringen. So könnte mittwochs dann immer der Tag der Woche sein, an dem Sie zusammen einen Ausflug unternehmen und zum Beispiel in den Tierpark gehen oder in einem Park auf der Wiese picknicken. Am Samstagmorgen könnte Papa dann mit seinem Kind zum Bäcker laufen und frische Brötchen holen, während Mama und die Geschwister zu Hause bereits den Tisch decken. Denn nicht immer müssen alle Mitglieder der Familie gemeinsame Unternehmungen machen. Es ist auch mal vollkommen in Ordnung, wenn nur Mama etwas mit den Kindern unternimmt oder Papa mit jedem Kind einzelne Tage in der Woche festlegt, an denen er etwas mit ihm unternimmt. Gerade unter Geschwistern kann die Eifersucht auf den Bruder oder die Schwester zu einer echten Herausforderung werden. Indem Sie jedoch mit jedem Kind Zeit alleine verbringen, können Sie diesem in diesen Momenten Ihre volle Aufmerksamkeit schenken.

Neben festen Zeiten in der Woche sind auch gemeinsame Hobbys eine sehr schöne Möglichkeit, um mehr Zeit mit dem eigenen Kind zu verbringen. Mit ein wenig Überlegung finden Sie bestimmt etwas, das allen Spaß macht. Gemeinsame Mahlzeiten, bei denen man zusammen an einem Tisch sitzt, sollten auf jeden Fall fester Bestandteil des Alltags sein. Besonders wertvoll für Kinder und die bevorstehende Nachtruhe ist hierbei das gemeinsame Abendessen. Am Tisch können die Kinder dann von ihrem Tag berichten und erzählen, was sie gesehen und erlebt haben und wie es ihnen geht. Neben positiven Erlebnissen ist natürlich auch Raum für Ängste und Sorgen, die offen kommuniziert werden können und für die Sie dann als Familie eine Lösung finden können.

Kinder brauchen nicht immer große Veranstaltungen oder Spielsachen, die viel Geld kosten. Vielmehr sind es die kleinen Dinge im Leben, auf die es ankommt und von denen sie für den Rest ihres Lebens profitieren können. Yogareisen, Atem- und Entspannungsübungen oder Yoga-Massagen, die Sie mit Ihrem Kind ausführen, sind wunderbare Möglichkeiten für die gemeinsame „Quality Time". Gleichzeitig stärken diese Yogapraktiken die Bindung zwischen Ihnen und Ihrem Kind, schenken Sicherheit und vermitteln Geborgenheit. Achten Sie darauf, dass Sie in der Zeit, die Sie mit Ihrem Kind verbringen, wirklich präsent sind. Denn es geht vielmehr um die Qualität der miteinander verbrachten Zeit als um die Quantität. So sind 60 Minuten gemeinsame, dafür aber intensive Zeit ohne Ablenkungen so viel wertvoller als drei Stunden, die Sie nur so ganz nebenbei und mit andauernden Unterbrechungen mit Ihrem Kind verbringen. Zwischen anwesend sein und wirklich präsent sein liegt nämlich ein ganz großer Unterschied.

ENTSPANNTE EINSCHLAFBEGLEITUNG

Doch wenn das Einschlafen trotz ausreichend Bewegung, Spiel, Spaß und Freude tagsüber, gemeinsamer Zeit mit den Eltern und angepasster Schlafzeiten immer noch nicht so wirklich klappen will, kann aus dem eigentlich so friedlichen Ritual ein wahrer Teufelskreis werden. Das Zubettgehen wird zur echten Herausforderung und es fällt weder dem Kind noch den Eltern leicht, ruhig und entspannt zu bleiben. Jedes Kind ist auf seine ganz eigene Art und Weise einzigartig und individuell – genauso wie sein Schlafrhythmus, seine Schlafgewohnheiten und seine Schlafzeiten. Doch von einer bedürfnisorientierten und entspannten Einschlafbegleitung können nicht nur die Kinder profitieren, die sich mit ihrer Reise ins Land der Träume schwertun, sondern auch die Kinder, die eigentlich keine Probleme mit dem Einschlafen haben.

Sein Kind in den Schlaf zu begleiten bedeutet, dass man so lange mit im Bett liegt bzw. am Bett sitzt, bis das eigene Kind eingeschlafen ist. Dabei haben viele Familien feste Rituale, von denen es mehr als nur eine mögliche Variante gibt. Die meisten ähneln sich jedoch darin, dass das gemeinsame Umziehen und das Zähneputzen ein fester Bestandteil dessen sind.

Einige Einschlafrituale dauern nur wenige Minuten lang, wohingegen sich andere mehr in die Länge ziehen. Doch egal, wie unterschiedlich die Einschlafrituale von Familie zu Familie auch aussehen mögen, die Regelmäßigkeit ist immer einer der wichtigsten Bestandteile. Denn Kinder lieben es, zu wissen, was als Nächstes passiert – es spendet ihnen Sicherheit und Struktur.

Für viele Kinder ist das Vorlesen einer Gute-Nacht-Geschichte ein wichtiger Bestandteil des Einschlafens. Andere Kinder finden es toll, sich am Abend noch ganz entspannt über die Erlebnisse des vergangenen Tages zu unterhalten, insofern dies noch nicht beim gemeinsamen Abendessen geschehen ist. Im Anschluss an die Gute-Nacht-Geschichte gibt es viele verschiedene Wege, um Ihr Kind beim Einschlafen zu begleiten. So verlassen einige Eltern nach dem Vorlesen das Zimmer des Kindes. Im Gegensatz dazu bleiben andere so lange im Bett ihres Kindes liegen, bis es vollständig eingeschlafen ist, um die Assoziation von Schlafen und Trennungsangst zu unterbinden. Eine Möglichkeit, mit der Sie Ihrem Kind über die Trennungsangst hinweghelfen können, ist, dass Sie Ihr Kind für einen bestimmten Zeitraum niemals in die Situation kommen lassen, in der es alleine und ohne Sie aufwacht. Auf diesem Weg können Sie Ihrem Kind die nötige Sicherheit und das Wissen schenken, dass Mama und Papa auch während des Schlafens da sind und aufpassen. Sobald Ihr Kind dann diesen Gedanken verinnerlicht hat, werden Sie schnell bemerken, dass sich das Einschlafen viel leichter gestalten lässt und die Einschlafbegleitung deutlich angenehmer und wesentlich kürzer ist.

Hieran anknüpfend kann es zudem sinnvoll sein, wenn Sie zunächst bei geöffneter Tür in Zimmernähe stehen bleiben und zum Beispiel eine Geschichte erzählen, sodass Ihr Kind Sie hören kann. Wenn Ihr Kind dann zu weinen beginnen sollte, sind Sie sofort in der Nähe, um es zu trösten. Anschließend sollten Sie wieder aus dem Zimmer herausgehen, jedoch in Hörweite bleiben. Etwas sanfter kann die abendliche Trennung auch durch die sogenannte Stuhlmethode gestaltet werden. Hierbei setzen Sie sich zunächst neben dem Bett Ihres Kindes auf einen Stuhl und begleiten es wie gewohnt in den Schlaf. Tag für Tag vergrößern Sie die Distanz zwischen Ihnen und Ihrem Kind immer mehr, indem Sie Ihren Stuhl jeden Tag ein Stück näher zur Zimmertür rücken, bis er dann schließlich ganz außerhalb des Zimmers verschwindet.

Eine weitere tolle Methode, mit der Sie die Einschlafbegleitung bindungsorientiert und entspannt gestalten, mehr Zeit mit Ihrem Kind verbringen und ihm Nähe, Geborgenheit und Aufmerksamkeit schenken, ist, das Yoga als Element in die Einschlafbegleitung einzuarbeiten. Dabei muss das Yoga am Abend nicht zwingend, wenn aber trotzdem möglich, aus körperlichen Übungen bestehen, sondern kann auch in Form von Atem- und Entspannungsübungen, Geschichten, Yoga-Massagen oder Fantasiereisen gestaltet werden. Hierfür finden Sie vor allem in den nachfolgenden Kapiteln einige Inspirationen und Anregungen dafür, wie Sie Ihr Kind mit Yoga sanft in die Nacht begleiten können. Bei einigen Kindern funktionieren Einschlafbegleitungen hervorragend, während bei anderen jegliche Versuche fehlschlagen. Jedes Kind ist anders und hat unterschiedliche Bedürfnisse, die es gilt, wahrzunehmen und zu erfüllen. Lassen Sie den Kopf nicht direkt hängen, wenn mal etwas nicht auf Anhieb so funktioniert, wie Sie sich das vorgestellt haben. Es gibt verschiedene Möglichkeiten, um Ihr Kind bindungsorientiert in den Schlaf zu begleiten. Sie müssen nur herausfinden, welcher Weg für Sie und Ihr Kind am besten funktioniert.

EIN BLICK IN ANDERE KULTUREN

Ein Blick in andere Länder zeigt, dass das Einschlafen von Kindern in so manchen Kulturen, in denen die Menschen viel mehr mit der Natur verbunden sind, überhaupt kein Problem darstellt. Denn die Mütter haben tagsüber genügend Entlastung, um ausreichend Zeit für und mit sich selbst und ihrem Partner zu verbringen, sodass sie das nicht am Abend nach der Einschlafbegleitung noch nachholen müssen. Deshalb gehen sie abends oftmals direkt mit ihrem Kind zu Bett, wodurch dieses mit dem Schlafen keinerlei Trennungssituation assoziiert und die Einschlafbegleitung auch nicht unter Anspannung oder einem gewissen Zeitdruck stattfinden muss. Durch die Synchronisierung der Schlafzyklen von Kind und Mutter wird letztere in der Nacht zudem nicht mitten aus dem Tiefschlaf gerissen, wenn ihr Kind nachts unruhig wird.

Es ist vollkommen natürlich und ganz normal, dass viele Kinder beim Einschlafen die Nähe zu ihren Eltern suchen. Denn wir sind zu keinem Zeitpunkt so ungeschützt und verletzlich wie in der Zeit, in der wir im Land der Träume herumwandern. Kinder lassen sich nur sehr selten und schwer vom Zustand großer Kontrolle in den Zustand der Unkontrollierbarkeit fallen, da dieser Schritt großes Vertrauen braucht, das vor allem kleine Kinder meistens nur aufbringen können, wenn ihre Lieblingsmenschen anwesend sind.

Auf der anderen Seite gibt es in unserer westlichen Kultur so manche Mütter und Väter, die den Tag anders ausklingen lassen möchten und nicht schon relativ früh mit ihrem Kind zu Bett gehen wollen oder können. Lesen, Haushalt, Freunde, die Beziehung, Privatsphäre, Entspannen, Verpflichtungen oder auch die Arbeit – es gibt viele Dinge, die Eltern davon abhalten können, am Abend gemeinsam mit Ihrem Kind ins Bett zu gehen. Doch auch wenn sich das gemeinsame Einschlafen mit unserer heutigen Gesellschaft häufig nur schwer vereinbaren lässt, ist die Idee von mehr gemeinsamer Zeit mit dem eigenen Kind, unbeschwertes Einschlafen und ausreichend Schlaf doch gar kein so schlechter Gedanke.

Tipps für das Einschlafen

- **Eine angenehme Schlafatmosphäre schaffen:** einen schönen und kindgerechten Schlafplatz gestalten, das Bett sollte Sicherheit sowie Entspannung vermitteln, Fenster abdunkeln, sanfte Farben, entspannende Motive
- **Einschlafbegleitungen verwenden:** Hörspiele, Podcasts, Entspannungsgeschichten, Traumreisen, autogenes Training
- **Kindliche Bedürfnisse:** aus bindungstheoretischer Sicht sollten die Bedürfnisse des Kindes immer wahrgenommen und befriedigt werden
- **Regelmäßige Schlafzeiten:** die Zubettgehzeit sollte konsequent eingehalten werden
- **Trennung von Schlaf und Spiel:** Spielsachen aus dem Bett entfernen, im Vorfeld ausreichend Zeit zum Spielen und für Bewegung an der frischen Luft einräumen
- **Geistige Anregung:** neben körperlicher Aktivität sollte auch der Geist Ihres Kindes tagsüber gefordert werden
- **Mittagsschlaf überprüfen:** möglicherweise benötigt Ihr Kind gar keinen oder weniger Schlaf am Mittag, um am Abend besser in den Schlaf zu finden
- **Abendritual überprüfen und gegebenenfalls die Einschlafbegleitung verkürzen:** für einige Kinder ist es total in Ordnung, sich vor dem Schlafen noch einmal richtig auszutoben, wohingegen andere danach vollkommen aufgedreht sind
- **Immer wieder kurz alleine lassen:** Eltern sollten immer wieder (mit Ankündigung) das Zimmer für einen kurzen Augenblick verlassen und anschließend wiederkommen
- **Trennung von Körperkontakt und Anwesenheit:** es kann helfen, wenn sich die Eltern zwar im Zimmer aufhalten, aber keinen direkten Körperkontakt mit dem Kind haben, damit es lernen kann, ohne diesen einzuschlafen –> aber: Bedürfnis nach Nähe bereits vorher erfüllen
- **Eigene Bedürfnisse in einem Gespräch erklären:** mit älteren Kindern lässt sich möglicherweise ein Kompromiss finden, z. B. schläft es zu Beginn erst einmal zweimal pro Woche alleine
- **Sicherheit & Geborgenheit:** körperliche Nähe und Zuneigung spenden, selbstgebastelte Monster-Schreck-Sprays helfen gegen die Angst vor Monstern unter dem Bett, ein kleines Nachtlicht hilft gegen die Angst im Dunkeln
- **Limitationen:** Bildschirmzeit am Abend regulieren bzw. komplett darauf verzichten, Süßigkeiten am Abend vermeiden
- **Einschlafyoga:** kann hervorragend als Ritual am Abend etabliert werden

Manche Tage sind hektisch, laut und unser Gedankenkarussell dreht ewige Kreise und will einfach nicht zum Stillstand kommen. Dann ist alles, was wir uns wünschen, dass Stille in unserem Körper und unserem Geist einkehrt. Und genau um diese Stille und innere Ruhe geht es bei der Meditation. Sie besteht aus keinerlei körperlichen Übungen, denn während wir uns auf unseren Atem konzentrieren, unseren Körper fühlen und diesem Aufmerksamkeit schenken, liegen oder sitzen wir ganz still.

Die Meditation ist eine uralte spirituelle Praxis, die die Menschen schon seit mehreren tausend Jahren praktizieren. Folgen wir den Spuren ihrer Wurzeln, finden wir uns oftmals im Fernen Osten wieder, dabei wurden verschiedene Formen der Meditation bereits vor Jahrtausenden auch im Christentum ausgeübt.

Passive Meditation

Grundsätzlich lassen sich zwei verschiedene äußere Formen der Meditation unterscheiden. Bei der *kontemplativen* Meditation bewegen sich die Meditierenden nicht, weshalb diese Form auch als **passive Meditation** bezeichnet wird.

Kontemplation bezeichnet die in sich gekehrte Betrachtung ohne praktisches Handeln. Hierzu zählen etwa

- die Samatha-,
- die Zazen- und
- die Vipassana-Meditation sowie
- moderne Achtsamkeitsübungen.

Aktive Meditation

Im Gegensatz zu der passiven Meditation werden bei der **aktiven Meditation** körperliche Übungen ausgeführt, Achtsamkeit wird in verschiedene Handlungen integriert oder die eigene Stimme wird genutzt.

Zur aktiven Meditation gehören unter anderem

- unterschiedliche Formen des Yogas,
- bestimmte Kampfkunststile,
- Tantra,
- Mantras,
- das Rezitieren von Gebeten oder auch
- das bewusste Gehen.

Doch so sehr sich die Meditationsformen auch voneinander unterscheiden mögen, der essenzielle Kern jeder Meditationsform ist das Bündeln der eigenen Aufmerksamkeit. Das Ziel ist also, den Geist zu fokussieren, um diesen im Anschluss beruhigen zu können. Wer also regelmäßig über einen längeren Zeitraum meditiert, wird schnell spürbare Fortschritte sowohl auf körperlicher als auch auf geistiger Ebene bemerken. Unser Glück ist von all den guten Gedanken abhängig, die wir jeden Tag in unserem Leben haben. Die Meditation ist dabei ein wundervoller Schlüssel, um unserem Glück ein wenig näher zu kommen. Deshalb ist es auch so wichtig, dass nicht nur Erwachsene, sondern insbesondere auch Kinder von dieser mächtigen und positiven Kraft profitieren können.

Kinder, die bereits von klein auf an die Meditation herangeführt werden, können ihr ganzes Leben lang von einer positiven Einstellung zum Leben profitieren. Denn vor allem Kinder werden in ihrer Entwicklung mit zahlreichen Reizen konfrontiert. Meditationspausen, die spielerisch, kurz und kindgerecht angeleitet sind, können dann wahre Wunder bewirken. Sie führen dazu, dass sich die Atmung der Kinder verändert, dass Ruhe im Geist einkehrt und sie ihre Konzentrationsfähigkeit steigern können. Dadurch kann sich nicht nur Entspannung, sondern auch Zufriedenheit einstellen und Selbstzweifel, Ängste und Sorgen werden wie von Zauberhand gemindert. Darüber hinaus wirkt sich die Meditation positiv auf das Immunsystem aus, weshalb regelmäßig meditierende Kinder in der Regel ausgeglichener und gesünder leben. Kindermeditationen lassen sich in verschiedenen Formen ausführen. Neben Achtsamkeitsübungen erfreuen sich vor allem Fantasiereisen großer Beliebtheit, da diese einen gewissen Abstand zum Alltag der Kinder schaffen. Aus diesem Grund kann Kindermeditation auch eine wundervolle Vorübung für das Einschlafyoga sein.

Tipps für eine erfolgreiche Kindermeditation

Die Vorbereitung

Schaffen Sie gemeinsam mit Ihrem Kind eine Atmosphäre zum Wohlfühlen, in der keine potenziellen Stör- und Ablenkungsquellen vorhanden sind, die die Aufmerksamkeit Ihres Kindes auf sich lenken könnten. Dunkeln Sie stattdessen den Raum ein wenig ab, stellen Sie eine Kerze auf, zünden Sie Räucherstäbchen an oder lassen Sie leise Entspannungsmusik im Hintergrund laufen. Gerne können Sie die Vorbereitung auch zu einem gemeinsamen Meditationsritual werden lassen, mit dem sich Ihr Kind von ganz allein auf die folgenden Minuten innerer Stille einstellen kann. Außerdem sollten Sie Ihrem Kind erklären, was nun geschehen wird, da die Meditation für viele Kinder eine ganz neue Erfahrung ist. Oftmals ist es sinnvoll, einen Regelplan für die Meditation zu erstellen. Dieser könnte zum Beispiel wie folgt aussehen:

Regeln

1. Während der Meditation wird nicht gesprochen, gegessen, getrunken oder gespielt.
2. Während der Meditation wird nicht auf die Toilette gegangen, sondern es wird am Platz geblieben.
3. Sobald die Klangschale oder die Musik ertönt, beginnt die Meditation. Es wird weder geredet noch sich bewegt.

Hilfsmittel

Wenn vorhanden, können Sie die Meditation mit einer Klangschale, die Sie ganz sanft anschlagen, beginnen und enden lassen. Als Alternative bietet sich natürlich auch eine Entspannungsmusik an, die Sie leise einspielen können. Sobald der Ton der Klangschale oder die Entspannungsmusik erklingt, weiß Ihr Kind dann sofort, dass die Meditation beginnt bzw. endet.

Dauer

Zu Beginn sind fünf Minuten Meditation vollkommen ausreichend. Doch sobald sich Ihr Kind an die Meditation herangetastet und an diese gewöhnt hat, kann die Dauer auf zehn bis fünfzehn Minuten erhöht werden. Tasten Sie sich am besten gemeinsam langsam heran und vertrauen Sie Ihrem Kind.

Einleitung

Die Einleitung dient dazu, Ihr Kind auf die bevorstehende Reise vorzubereiten. Hierfür bieten sich einfache Entspannungs- oder Atemübungen aus den vorherigen Kapiteln an.

Hauptteil

Nach der kurzen Einführung beginnt die eigentliche Meditationsreise, in die immer dieselben vertrauten Elemente (z. B. Klangschale, Tiere, Symbole, Orte, Musik, Atmung) integriert werden sollten, da so ein Gefühl der Erdung und der Geborgenheit geschaffen wird.

Beispiel 1 – Die Entspannung: Für die Entspannungsmeditation benötigt Ihr Kind nichts weiter als einen weichen Untergrund. Das kann zum Beispiel eine Yogamatte, eine Decke oder aber auch das eigene Bett sein. Sobald die passende Unterlage gefunden wurde, lesen Sie Ihrem Kind die folgenden Zeilen vor oder spielen Sie die Audio über den QR-Code ab:

QR-Code oder Link zur Audio-Datei

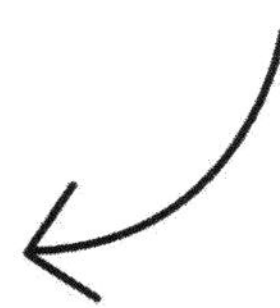

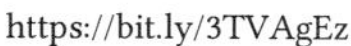

„Lege dich ganz bequem in Rückenlage hin. Sobald du eine Position gefunden hast, die du für eine Weile aushalten kannst, wirst du ganz still. Lausche den Klängen, die dich auf deiner Reise begleiten werden.

– Ohne Audio: Spielen Sie ganz leise, ruhige und gleichmäßige Töne auf der Klangschale an oder lassen Sie Entspannungsmusik ertönen, während Sie mit den nachfolgenden Worten fortfahren. –

Höre nun, was ich sage, und folge meinen Worten in deiner Fantasie. Stelle dir vor, du liegst im warmen Sand am Meer. Du hörst das Rauschen der Wellen und die Vögel, die über deinem Kopf in der Luft kreisen. Ein warmer Wind weht dir durch die Haare und du bist vollkommen ruhig. Nimm einen tiefen Atemzug und atme langsam wieder aus. Atme durch deine Nase ein und anschließend wieder durch deinen Mund aus. Nun beobachtest du deinen Atem. Du siehst, wie er dich ein- und wieder ausatmen lässt. Ein und wieder aus, ein und aus. Mit jedem Atemzug wirst du innerlich ruhiger und ruhiger, bis du ganz still und vollkommen ruhig bist. Auch dein Körper ist ganz ruhig, der still und leise an seinem Platz liegt. Du fühlst dich sicher. Du fühlst dich geborgen. Du fühlst dich wohl.

– Ohne Audio: Die Töne der Klangschale werden immer leiser und langsamer, bis sie schlussendlich ganz ausklingen. –

Strecke und räkle dich und öffne, nach einem tiefen Atemzug, deine Augen und komme zurück ins Hier und Jetzt."

Beispiel 2 – Die Möwe: Auch für die Meditationsreise „Die Möwe“ benötigt Ihr Kind nichts weiter als einen weichen Untergrund. Sobald die passende Unterlage gefunden wurde, lesen Sie Ihrem Kind die folgenden Zeilen vor oder spielen Sie die Audio über den QR-Code ab:

QR-Code oder Link zur Audio-Datei

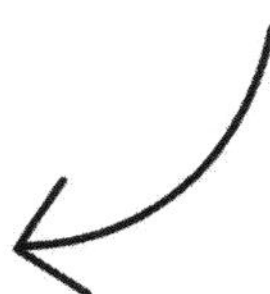

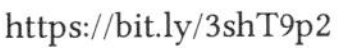

https://bit.ly/3shT9p2

„Schließe deine Augen und stelle dir vor, du liegst an einem schönen Strand am Meer. Heute ist ein wunderschöner Tag, denn die Sonne scheint schon seit den frühen Morgenstunden, sodass der Sand ganz warm ist. Du hörst das Rauschen der Wellen und ein leichter, warmer Wind weht dir durch die Haare. Du warst den ganzen Tag damit beschäftigt, am Wasser zu spielen, und sitzt nach all der Aufregung müde, aber glücklich im warmen Sand. Plötzlich hörst du ein Geräusch, das aus dem Meer zu kommen scheint.

– Ohne Audio: Spielen Sie ganz leise, ruhige und gleichmäßige Töne auf der Klangschale oder lassen Sie Entspannungsmusik ertönen, während Sie mit den nachfolgenden Worten fortfahren. –

Es ist ein Klang, der immer näher kommt.

– Schlagen Sie die Klangschale etwas lauter, aber immer noch sanft und gleichmäßig an. –

Auf einmal siehst du über dir eine Möwe fliegen. Es scheint, als würde der Klang die Möwe zu dir locken. Oder bringt die Möwe etwa den Klang mit sich? Du beobachtest die Möwe weiter und siehst, wie sie ganz sanft und leicht in der Luft über dir fliegt. Und während du dich fragst, wie das wohl wäre, so leicht und frei wie ein Vogel zu fliegen, setzt sich die Möwe vor dir in den Sand und fragt dich, ob du nicht Lust hättest, mit ihr zu fliegen. Auf einmal bemerkst du, dass du kleiner geworden bist und ohne Probleme einfach so auf den Rücken der Möwe klettern und mit ihr davonfliegen kannst. Ehe du dich versiehst, steigt ihr beide ganz sanft in die Luft auf.

– Ohne Audio: Lassen Sie nun, neben der Klangschale, entweder eine zweite, höhere Schale oder hohe Entspannungsmusik erklingen. –

Zwischen den Federn der Möwe ist es kuschelig warm. Du fühlst dich ganz leicht und geborgen. Ihr zieht immer größere Kreise und steigt immer höher in die Luft auf. Währenddessen spürst du, wie ihr vom Winde getragen werdet. Ihr steigt auf und ab, auf und ab und spielt im Wind. Dabei zieht ihr mal größere und mal kleinere Kreise und fliegt bis weit über das Meer hinaus und anschließend wieder an den Strand zurück. Und während ihr so eure Runden dreht, schaut euch die Sonne mit einem Lächeln am Horizont zu. Du fühlst dich unglaublich leicht und vollkommen frei. Nach einer Weile spürst du, wie dein Bauch zu knurren beginnt, und stellst fest, dass du großen Hunger bekommen hast. Die Möwe, die dein Bauchgrummeln ebenfalls gehört hat, bringt dich wieder an deinen Platz zurück und ihr landet gemeinsam im warmen Sand. Nun wachst du wieder auf und denkst dir: ‚Was ein schöner Traum!'.

– Ohne Audio: Die Klangschalen werden zunehmend leiser, bis sie irgendwann vollständig ausklingen. –

Du spürst immer noch den warmen Sand auf deiner Haut, weißt aber, dass es an der Zeit ist, wieder in die Gegenwart zurückzukehren. Strecke und räkle dich und öffne, nach einem tiefen Atemzug, deine Augen und komme zurück ins Hier und Jetzt."

Beispiel 3 – Das Licht in der Klangschale: Für diese Meditationsreise benötigt Ihr Kind wieder nichts weiter als einen weichen Untergrund. Sobald die passende Unterlage gefunden wurde, lesen Sie Ihrem Kind die folgenden Zeilen vor oder spielen Sie die Audio über den QR-Code ab:

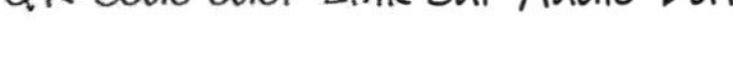

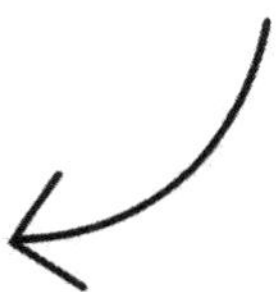

https://bit.ly/3Ti07qg

„Schließe deine Augen und stelle dir vor, dass du vor einem ganz großen Tor stehen würdest. Das Tor sieht wunderschön aus. Schaue es dir einmal genau an. Ist das Tor ganz schlicht oder entdeckst du vielleicht sogar einige Verzierungen? In jedem Fall ist das Tor verschlossen und du fragst dich, was wohl dahinter sein mag. Du versuchst, das Tor zu öffnen, doch es bewegt sich nicht. Plötzlich kommt ein kleiner Elf zu dir geflogen und fragt dich, ob du denn nicht wissen möchtest, was sich dahinter verbirgt. ‚Ich zeige dir, wie sich das Tor öffnen lässt', sagte der Elf und fährt fort, ‚Lege deine Hand auf dein Herz und stelle dir vor, dass sich dort eine Blume befindet, deren Blätter sich mit warmen Sonnenstrahlen öffnen lassen.'

– Ohne Audio: Lassen Sie eine Klangschale erklingen. –

‚Kannst du die Farbe der Blume erkennen?', fragte der Elf. Nun stellst du dir vor, dass du so klein bist, dass du in die Blüte hineingehen kannst. Wie eine Decke legen sich die einzelnen Blätter behutsam über dich. Kannst du den Duft der Blume riechen? Dann atme ihn einmal ganz tief ein. Diese Blume ist deine Zauberblume. Gehe nun zu dem geheimnisvollen Tor vom Anfang zurück, behalte die Blume dabei in deiner Hand und berühre mit ihr anschließend das Tor. Plötzlich öffnet sich das Tor und du gehst gemeinsam mit dem kleinen Elf hindurch. Vor euch befindet sich ein breiter und heller Gang, durch den ihr in einen großen Raum gelangt. In der Mitte des Raumes erblickt ihr eine glitzernde Klangschale

aus Gold. Lausche nun ganz aufmerksam und höre, wie sich der Klang der Klangschale im ganzen Raum verteilt.

– Ohne Audio: Lassen Sie die Klangschale mehrere Male hintereinander erklingen. –

Kannst du den Klang der Klangschale spüren? Kannst du ihn sehen? Welche Farbe nimmt der Klang an?

– Ohne Audio: Schlagen Sie die Klangschale zunehmend leiser an und lassen Sie sie irgendwann vollständig ausklingen. –

Strecke und räkle dich und öffne, nach einem tiefen Atemzug, deine Augen und komme zurück ins Hier und Jetzt."

Beispiel 4 – Der Berg: Auch bei der vierten und letzten Meditationsreise benötigt Ihr Kind wieder nichts weiter als einen weichen Untergrund. Sobald die passende Unterlage gefunden wurde, lesen Sie Ihrem Kind die folgenden Zeilen vor oder spielen Sie die Audio über den QR-Code ab:

QR-Code oder Link zur Audio-Datei

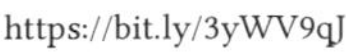

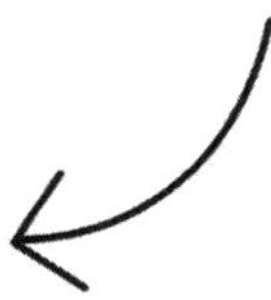

„Schließe deine Augen und stelle dir einmal vor, du hättest den ganzen Tag lang eine Wanderung gemacht.

– Ohne Audio: Spielen Sie ganz leise, ruhige und gleichmäßige Töne auf der Klangschale an. –

Nach einigen Stunden bist du endlich auf dem Gipfel eines Berges angelangt. Du blickst in die unendliche Weite. Du atmest die klare Luft des Berges ein und um dich herum ist alles ruhig. Du bist etwas müde, deine Beine und Arme sind schwer und du musst dich erst einmal ein wenig ausruhen. Du schaust dir die Landschaft an und fühlst dich total wohl. Du siehst, wie bunte Blumen aus dem Boden sprießen. Auf den Gräsern spazieren kleine Käfer hin und her. In der Luft schwebt das Summen von Bienen. Am Fuße des Berges siehst du einen Wald mit Wiesen und Feldern. Am Himmel ziehen Wolken vorbei, die die unterschiedlichsten Formen annehmen. Du spürst die Ruhe der Landschaft und nimmst diese in dir auf. Dein Körper fühlt sich warm an. Du bist ruhig, gelöst und schwer zugleich. Dein Atem ist gleichmäßig und ruhig und du bist vollkommen entspannt.

– Ohne Audio: Die Töne der Klangschale werden immer leiser und langsamer, bis sie schlussendlich ganz ausklingen. –

Strecke und räkle dich und öffne, nach einem tiefen Atemzug, deine Augen und komme zurück ins Hier und Jetzt."

Rückführung

Beenden Sie die Meditation, indem Sie Ihr Kind durch tiefe Atemzüge in das Hier und Jetzt zurückführen, damit es wieder vollkommen in der Gegenwart ankommen kann. Anschließend sollten Sie über die Meditation sprechen, gemeinsam ein Bild malen oder ein Lied singen, damit Ihr Kind die gesammelten Erfahrungen ausdrücken und verarbeiten kann.

Positive Effekte der Kindermeditation:

- Abstand zum Alltag
- Anregung des Vorstellungsvermögens
- Kinder lernen, loszulassen, und können aus sich selbst heraus neue Kraft schöpfen
- Förderung der Kreativität
- Veränderung der Atmung
- positive Auswirkungen auf das Immunsystem führen zu mehr Ausgeglichenheit und einem gesünderen Leben
- Steigerung der Konzentrationsfähigkeit
- Einkehr von Ruhe in den Geist
- Umsetzung der eigenen Ideen in einer positiven Art und Weise
- Stärkung des Einfühlungsvermögens, das zu einem bewussten und sensiblen Umgang mit dem Alltag führt
- Entspannung und Zufriedenheit stellen sich ein und Selbstzweifel, Ängste und Sorgen werden gemindert

Yoga-Rituale – sanft in die Nacht

Die in diesem Kapitel enthaltenen Yoga-Rituale, die Ihr Kind sanft in die Nacht begleiten, sind jeweils nur Möglichkeiten für die Gestaltung der Einschlafbegleitung. So sollen sie lediglich als Inspiration dienen und können selbstverständlich durch andere Geschichten, Entspannungselemente oder Asanas ersetzt und/oder ergänzt werden.

Die einzelnen Yoga-Rituale, die in drei Altersstufen gestaffelt sind, setzen sich dabei jeweils aus verschiedenen Geschichten zusammen, die Sie Ihrem Kind aufmerksam vorlesen. Im Anschluss daran können Sie entweder gemeinsam mit der Geschichte arbeiten und so zum Beispiel die verschiedenen Aktivitäten durchführen oder die zur Geschichte bzw. zur Thematik passenden Asanas ausüben. Selbstverständlich kann Ihr Kind auch einfach nur zur Ruhe kommen und sanft in den Schlaf fallen. Versuchen Sie, die Geschichten langsam vorzulesen und zwischen den Sätzen viele Pausen zu machen. Möchte Ihr Kind die passenden Asanas während des Vorlesens ausüben, achten Sie darauf, dass es sich einige Minuten lang aufwärmt. Wenn Ihr Kind der Geschichte jedoch einfach nur lauschen und die Asanas nicht ausführen möchte, erklären Sie Ihrem Kind, dass es eine bequeme Körperhaltung einnehmen, tief in den Bauch ein- und ausatmen und die Augen schließen soll. Außerdem sollten Sie Ihr Kind nach jeder Geschichte aus der Entspannung herausleiten. Teilen Sie ihm hierfür mit, dass es zunächst auf die eigene Atmung achten und den Körper erst anschließend, durch kleine Fuß- und Handbewegungen, spüren soll. Die Bewegungen können außerdem durch Strecken und Recken immer mehr vergrößert werden. Zum Schluss kann Ihr Kind dann wieder seine Augen öffnen und zurück ins Hier und Jetzt kommen.

MEIN ERSTES GUTE-NACHT-YOGA (2-4 JAHRE)

Der Affe und der Mond

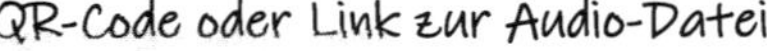

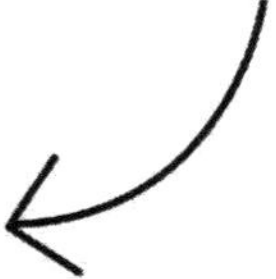

https://bit.ly/3gdGYa7

In den Tiefen des Dschungels lebte einst ein kleiner fröhlicher Affe, der es liebte, sich von Baum zu Baum zu schwingen. Als er sich eines Tages auf einem Ast niederließ, bot sich ihm ein faszinierender Anblick. Denn der Ast erstreckte sich über einem kleinen Teich, auf dessen Wasseroberfläche sich der Mond am Nachthimmel spiegelte. Der Affe war so sehr von der Schönheit und dem Glanz des Mondes überwältigt, dass er, mit einer Hand am Ast festhaltend, versuchte, nach dem Mond zu greifen. Doch so sehr er sich auch anstrengte, es gelang ihm nicht, den Mond zu erreichen. Plötzlich brach der Ast und der Affe stürzte in den Teich hinein. Den Mond suchend, planschte er einen Moment lang im Wasser herum, bis er hochschaute und ihn am Nachthimmel erblickte. Auf einmal wurde dem Affen bewusst, dass er die ganze Zeit versucht hatte, nach etwas zu greifen, das gar nicht real war. Denn der Mond im Wasser war nur die Reflexion des echten Mondes am Nachthimmel.

Mit der Geschichte arbeiten

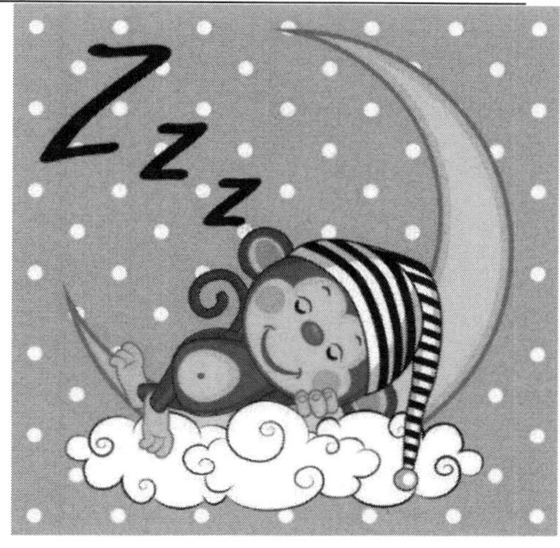

Sie können die Geschichte entweder während der Asanapraxis betrachten, sodass Ihr Kind währenddessen die verschiedenen Haltungen einnimmt und ausführt, oder sie in die Entspannungsphase einbauen, in der Ihr Kind einfach nur dem Geschehen der Geschichte folgt und dabei vollkommen zur Ruhe kommt. Die Geschichte vom Mond und dem Affen eignet sich natürlich auch für ältere Kinder bzw. lässt sich hervorragend mit den Aktivitäten kombinieren, in die Sie die Geschichte einbetten können. So lässt sie sich zum Beispiel mit einem kleinen Quiz verbinden. Dabei könnte Ihr Kind beispielsweise die verschiedenen Phasen des Mondes benennen oder Sie bringen ihm die jeweiligen Phasen einfach selbst bei. Darüber hinaus können Sie mit Ihrem Kind auch ein kleines Gedankenspiel machen und Fragen stellen, die zum Thema Anhaftung passen.

Welche Dinge fallen Ihrem Kind ein, an denen es sich festklammert?
Wonach strebt Ihr Kind?
Wird Ihr Kind unglücklich oder ist es frustriert, sobald es nicht das bekommt, was es möchte?

Denn genauso, wie sich der Mond in dem Moment im Wasser auflöst, in dem der Affe hineinfällt, muss auch Ihr Kind lernen, bestimmte Dinge loszulassen. Während Sie die Geschichte vom Affen und dem Mond vorlesen, kann sich Ihr Kind auch den Mond in all seinen Facetten vorstellen – in Weiß, in Rot, in Gelb oder in der Farbe Orange, als Voll-, Halb- oder als Viertelmond. Vielleicht entdeckt Ihr Kind sogar eine Wolke, die vor dem Mond schwebt, oder vielleicht löst sich der Mond in der Vorstellung Ihres Kindes auch vollständig auf und erscheint als etwas vollkommen Neues. Durch den ständigen Wechsel lernt Ihr Kind, loszulassen, sobald sich die Form des Mondes verändert.

Asanas für die Geschichte vom Affen und dem Mond

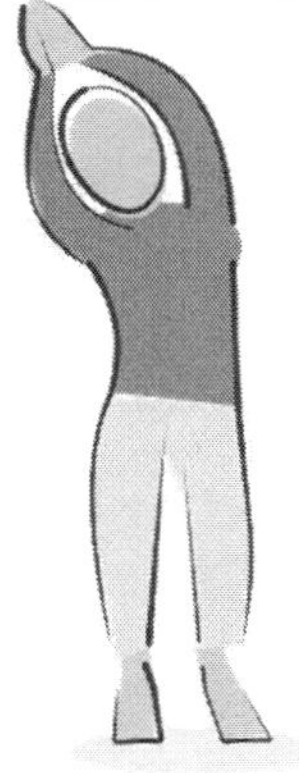

Die Mondsichel:

Stelle dich hüftbreit auf der Yogamatte auf, lege die Fingerspitzen beider Hände aneinander und strecke deine Arme weit über deinem Kopf aus. Mit der nächsten Einatmung beugst du dich nun zu deiner rechten Körperseite. Anschließend atmest du aus und kommst wieder zur Mitte zurück, bevor du dich mit dem nächsten Einatmen zu deiner linken Körperseite beugst. Danach kommst du mit der Ausatmung erneut zur Mitte. Wiederhole die Mondsichel einige Male und kehre zum Schluss in eine aufrechte Körperhaltung zurück.

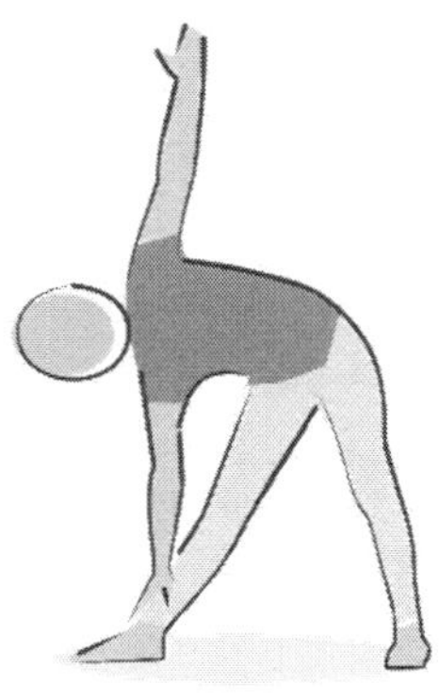

Das Dreieck:

Komme auf deine Yogamatte und stelle dich seitlich auf. Deine Beine sind weit geöffnet und bilden mit der Matte ein Dreieck. Drehe nun deinen rechten Fuß um 90 Grad nach außen und hebe deinen linken Arm zur Decke, während du deinen Oberkörper rechts seitlich nach unten sinkst. Achte darauf, dass dein Hals gerade bleibt und dein Nacken nicht abknickt. Anschließend wechselst du die Seite.

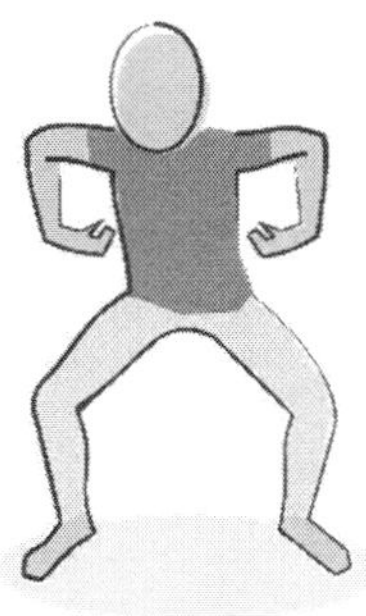

Der Affe:

Stelle dich etwas weiter als hüftbreit auf deiner Yogamatte auf und beuge deine Knie. Winkle deine Arme an und bringe deine Hände zu deinen Achseln. Federe nun ganz locker und ganz leicht in deinen Knien und rufe dabei „U-A-A" wie ein kleines Äffchen.

Die Lehrerin und die Katze

QR-Code oder Link zur Audio-Datei

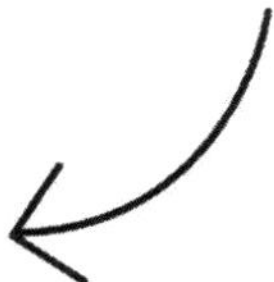

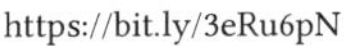

https://bit.ly/3eRu6pN

An einem schönen Tag im Sommer begann Frau Wolf ihren Unterricht bereits in den frühen Morgenstunden, als die ersten Sonnenstrahlen durch die Wolkendecke blitzten. Als sie zu lehren begann, kam eine kleine gefleckte Katze vorbei, ließ sich am Schwanz ihres bodenlangen Kleides nieder und schlief in der Sonne ein. Zur Mittagszeit, als die Sonne hoch am Himmel stand, unterrichtete Frau Wolf weiter und die kleine Katze schlief noch immer auf ihrem Kleid. Als die Sonne am späten Nachmittag am Horizont zu versinken begann, schlief die Katze immer noch auf dem Kleid von Frau Wolf, weshalb sie weiter unterrichtete. Nachdem der Schultag vorbei war, gingen ihre Schüler nach Hause. Doch die kleine Katze lag noch immer ganz friedlich auf ihrem Kleid und schlief. Frau Wolf sah die Katze an, griff nach einer Schere und schnitt ganz langsam und vorsichtig den Stoff ihres Kleides ab, um sich zu befreien, die kleine schlafende Katze jedoch nicht aufzuwecken.

Mit der Geschichte arbeiten

Sie können die Geschichte entweder während der Asanapraxis betrachten, sodass Ihr Kind währenddessen die verschiedenen Haltungen einnimmt und ausführt, oder sie in die Entspannungsphase einbauen, in der Ihr Kind einfach nur dem Geschehen der Geschichte folgt und dabei vollkommen zur Ruhe kommt. So könnte sich Ihr Kind die Geschichte einfach nur vor seinem inneren Auge aufmerksam vorstellen und den Bildern Leben einhauchen. Dabei sollte Ihr Kind darauf achten, ganz ruhig, tief und gleichmäßig ein- und anschließend wieder auszuatmen. Mit jedem weiteren Wort der Geschichte wird Ihr Kind immer ruhiger und ruhiger. Darüber hinaus lässt sich die Geschichte von der Lehrerin und der kleinen Katze auch sehr gut mit verschiedenen Fragen kombinieren. Sie können zum Beispiel gemeinsam mit Ihrem Kind darüber nachdenken, was Freundlichkeit eigentlich ist und wie wir freundlich sein können, und gemeinsam nach passenden Beispielen suchen. Vielleicht fallen Ihrem Kind auch noch weitere Tiere als eine Katze ein, die es in seinem Leben schon gesehen hat.

Asanas für die Geschichte von der Lehrerin und der Katze

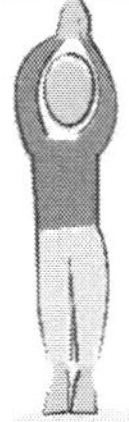

Die Sonne:

Stelle dich aufrecht auf deiner Yogamatte hin und bringe deine Fußinnenseiten aneinander. Bei der nächsten Einatmung hebst du deine Arme über deine Körperseiten nach oben und legst deine Handflächen aufeinander.

Die Katze:

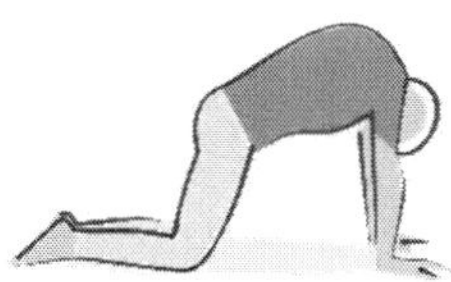

Komme im Vierfüßlerstand auf deine Yogamatte und mache mit der nächsten Ausatmung einen Buckel, indem du deinen Rücken rund nach oben wölbst. Dabei kannst du gerne „Miau“ rufen. Mit der nächsten Einatmung machst du deinen Rücken wieder gerade und kommst in ein leichtes Hohlkreuz. Hierfür ziehst du deine Schulterblätter zusammen und hebst deinen Kopf etwas an. Anschließend atmest du wieder ein, machst einen Buckel und rufst dabei „Miau“.

Der Hund:

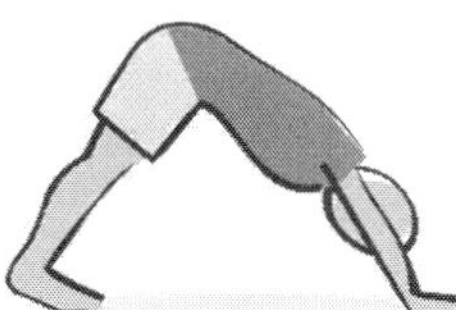

Komme auf deiner Yogamatte in den Vierfüßlerstand und schiebe deinen Po so weit nach hinten oben, bis deine Beine vollkommen durchgestreckt sind. Deine Finger sind aufgefächert, sodass deine Zeige- und Mittelfinger nach vorne weisen. Mit der nächsten Ausatmung lässt du einerseits deine Fersen in die Richtung des Bodens sinken und andererseits dein Brustbein nach unten federn, um zwischen den Schulterblättern ganz weich zu werden. Mit der nächsten Einatmung streckst du dann deinen Rücken ganz lang, während du deinen Po ganz weit nach oben schiebst.

ABEND-YOGA ROUTINE FÜR KINDERGARTENKINDER (4-7 JAHRE)

Der zerbrochene Topf

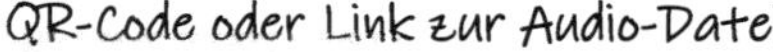

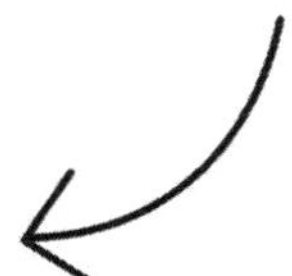

https://bit.ly/3VWvGaX

Weit draußen auf dem Lande lebte einst ein Bauer, der jeden Tag zwei Töpfe zum Fluss hinuntertrug, um Wasser für seine Familie zu holen. Die Töpfe hing er jeweils am Ende einer langen Stange auf, die er um seine Schultern und seinen Hals trug. Der Bauer trug seinen ersten Topf, der wunderschön glänzte und noch sehr neu war, auf seiner linken Seite. Den zweiten Topf, der schon alt war und deshalb einen großen Riss in der Seite hatte, trug er auf seiner rechten Seite.

An jedem Tag, an dem der Bauer zum Fluss hinunterging, blieb der neue Topf voll mit dem Wasser, das der Bauer hineingeschüttet hatte. Doch aus dem Riss im alten Topf lief immer wieder Wasser hinaus, sodass der Bauer auf seinem langen Weg nach Hause eine kleine Spur hinter sich zurückließ. So ging es Tag für Tag weiter. Der neue Topf war ganz stolz darauf, dass er jeden Tag das ganze Wasser behalten hat, das der Bauer in ihn hineinschüttete. Doch der zerbrochene Topf begann, sich schrecklich dafür zu fühlen, nur etwa die Hälfte seines Wassers zu behalten. Er dachte sich: „Mit mir stimmt irgendetwas nicht. Der perfekte Topf schafft es, das ganze Wasser zum Haus meines Meisters zu bringen, doch ich kann nur die Hälfte seiner Mühe erbringen. Ich schäme mich für meine Unvollkommenheit."

Zwei Jahre sind seitdem ins Lande gezogen und der kleine zerbrochene Topf fühlte sich wie ein Versager und konnte es einfach nicht mehr aushalten. „Mein

Meister, ich bitte um Entschuldigung. Ich schäme mich so sehr dafür, dass ich nur die Hälfte an Wasser tragen kann und die andere Hälfte auf dem Wege zu eurem Haus verliere. Durch meinen Makel erhaltet ihr nur die Hälfte des Wertes eurer Arbeit. Es wäre am besten, wenn ihr mich einfach loswerden würdet", sagte der Topf zum Bauer.

Doch der Bauer erwiderte nur: „Lieber kleiner Topf, lass deinen Kopf nicht hängen. Schaue dich doch einfach mal um. Siehst du nicht all die wunderschönen Blumen, die entlang des Weges blühen, den ich jeden Tag entlanggehe? Ist dir nicht aufgefallen, dass sie auf der rechten Seite wachsen, wo ich dich über meiner Schulter trage? Kleiner Topf, ich wusste immer, dass du besonders bist, und habe deshalb Blumensamen am Wegesrand gepflanzt. Und jedes Mal, wenn ich mich vom Fluss auf den Heimweg gemacht habe, hast du ganz alleine diese Samen gegossen und dafür gesorgt, dass aus ihnen wunderschöne Blumen erwachsen. Nur dank dir konnte ich meiner Frau jeden Tag in den vergangenen zwei Jahren frische Blumen mit nach Hause bringen. Ich danke dir, kleiner Topf. Du bist etwas ganz Besonderes."

Mit der Geschichte arbeiten

Sie können die Geschichte entweder während der Asanapraxis betrachten, sodass Ihr Kind währenddessen die verschiedenen Haltungen einnimmt und ausführt, oder sie in die Entspannungsphase einbauen, in der Ihr Kind einfach nur dem Geschehen der Geschichte folgt und dabei vollkommen zur Ruhe kommt. Die Geschichte vom zerbrochenen Topf lässt sich hervorragend mit den Aktivitäten kombinieren, in die Sie die Geschichte einbetten können. So können Sie Ihrem Kind auch bei dieser Geschichte verschiedene Fragen stellen, für die es in sich hineingehen und nachdenken muss. Fragen Sie Ihr Kind zum Beispiel, ob es manchmal mit negativen Gedanken über seine eigenen Fähigkeiten zu kämpfen hat, wie sich das anfühlt und ob es diese negativen Gedanken durch positive ersetzen könnte. Anstatt immer nur all die Dinge aufzuzählen, in denen Ihr Kind noch nicht so gut ist, ermutigen Sie es dazu, all die Dinge zu nennen, in denen es ganz besonders gut ist und die es für andere Menschen tut.

Selbstliebe und Selbstakzeptanz lassen sich zudem ganz wunderbar mit den folgenden positiven Affirmationen kombinieren, die Ihr Kind von nun an zu sich selbst sagen kann:

- „Ich akzeptiere mich selbst so, wie ich bin"
- „Ich bin toll und alles an mir ist gut so, wie es ist"
- „Ich verspreche, dass ich von nun an nie wieder gemeine Dinge zu mir selbst sagen werde"
- „Alles an mir ist genauso, wie es sein sollte"

Asanas für die Geschichte vom zerbrochenen Topf

Der Lotus:

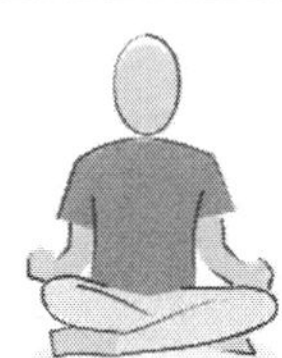

Setze dich im Schneidersitz auf deine Yogamatte und lege beide Handrücken auf deine Oberschenkel. Dabei bilden deine Zeigefinger und deine Daumen jeweils einen Kreis. Dein Hinterkopf, dein Nacken und dein Rücken bilden währenddessen eine gerade, lange sowie entspannte Linie.

Der Krieger bzw. der Held 1:

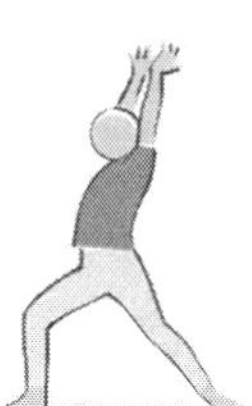

Komme auf deine Yogamatte und stelle dich seitlich auf. Deine Beine sind weit geöffnet. Drehe nun deinen rechten Fuß um 90 Grad nach außen und lasse deinen Oberkörper folgen, sodass sowohl dein rechter Fuß als auch dein Oberkörper vollständig zur Seite zeigen. Beuge dein rechtes Knie und hebe gleichzeitig beide Arme über deinen Kopf und strecke deine Fingerspitzen zur Decke. Anschließend wechselst du die Seite.

Der Krieger bzw. der Held 2:

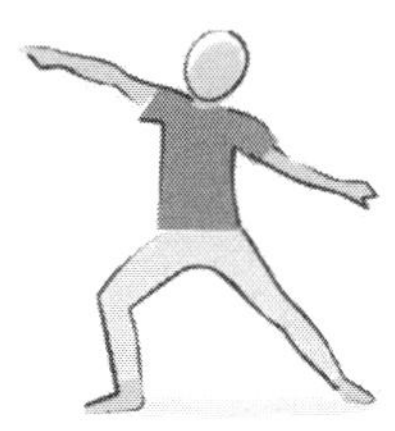

Auch für die zweite Variante des Helden kommst du wieder auf deine Yogamatte und stellst dich seitlich auf, wobei deine Beine erneut weit geöffnet sind. Drehe deinen rechten Fuß wieder um 90 Grad nach außen und lasse deinen Oberkörper folgen, sodass sowohl dein rechter Fuß als auch dein Oberkörper erneut vollständig zur Seite zeigen. Nun beugst du dein rechtes Knie und hebst dabei beide Arme bis auf die Höhe deiner Schultern an und streckst diese zur Seite aus. Wechsle im Anschluss die Seite.

Der zerbrochene Spiegel

https://bit.ly/3TALnm3

Es war einmal ein armer Mann, dessen größter Besitz ein Beutel voller Spiegel war. Eines Tages machte er sich auf den Weg zum Markt, um die Spiegel zu verkaufen. Da der Weg jedoch lang war, wollte er eine kurze Pause machen, um sich auszuruhen. Er setzte den Beutel mit den Spiegeln ab. „Heute werde ich all meine Spiegel auf dem Markt verkaufen", dachte er sich und fuhr fort, „Von dem Gewinn kaufe ich mir dann noch mehr Spiegel, sodass ich noch mehr Spiegel verkaufen kann. Dann werde ich so wohlhabend sein, dass ich um die Hand einer Prinzessin bitten kann." Plötzlich hielt der Mann einen Moment lang inne und dachte sich: „Doch was ist, wenn sie mit mir überhaupt nicht glücklich ist? Was mache ich nur, wenn sie sich auf einmal zu beschweren beginnt und sich ein ganz anderes Leben wünscht?" Der arme Mann begann, sich zu ärgern, und trat wütend und voller Wucht gegen seinen Beutel, sodass alle seine Spiegel darin zu Scherben wurden. Doch zum Glück war das alles nur ein Traum, aus dem der Mann schließlich erwachte und seine Pläne noch einmal überdachte.

Mit der Geschichte arbeiten

Sie können die Geschichte entweder während der Asanapraxis betrachten, sodass Ihr Kind währenddessen die verschiedenen Haltungen einnimmt und ausführt, oder sie in die Entspannungsphase einbauen, in der Ihr Kind einfach nur dem Geschehen der Geschichte folgt und dabei vollkommen zur Ruhe kommt. Auch bei dieser Geschichte können Sie Ihrem Kind verschiedene Fragen stellen, für die es in sich hineingehen und nachdenken muss. So könnten Sie Ihr Kind zum Beispiel fragen, ob es glaubt, dass die Träume des Mannes wirklich hätten wahr werden können, und wie sich seine Vorstellung vom Leben mit einer Prinzessin auf seine Realität ausgewirkt hat. Vielleicht hat Ihr Kind selbst schon einmal von etwas geträumt, das dann wahr geworden ist. Fragen Sie ruhig, ob sich dieser Traum genauso entwickelt hat, wie es sich Ihr Kind vorgestellt hat, und falls nicht, warum dann nicht? Alternativ kann sich Ihr Kind, während Sie die Geschichte von den zerbrochenen Spiegeln vorlesen, aber auch einfach entspannt in Rückenlage hinlegen, die Augen schließen und die flache Hand auf dem Bauch ablegen. Mit der nächsten Einatmung konzentriert sich Ihr Kind nun darauf, wie sich der Bauch nach oben hebt und wie er sich beim Ausatmen anschließend wieder senkt.

Asanas für die Geschichte vom zerbrochenen Spiegel

Der Löwe:

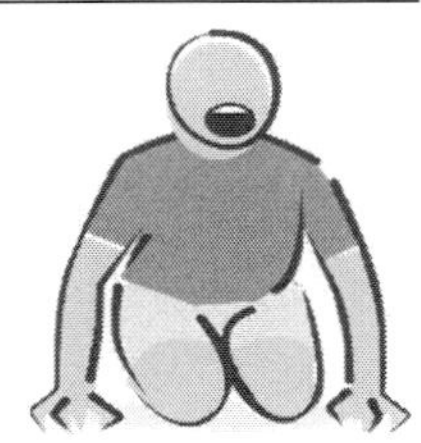

Knie dich auf deine Yogamatte und begib dich in den Fersensitz. Deine Hände berühren dabei die Matte vor dir. Mache deinen Rücken so lang, wie es dir möglich ist. Mit der nächsten Einatmung hebst du deine Brust und legst gleichzeitig deinen Kopf in den Nacken, sodass du zur Decke schaust. Beim Ausatmen beugst du dich nun langsam nach vorne und brüllst, genauso wie deine Löwenfreunde, so lange wie möglich ein lautes „Raaawr". Wiederhole das Brüllen einige Male und kehre zum Schluss in einen aufrechten Stand zurück.

Der Schmetterling:

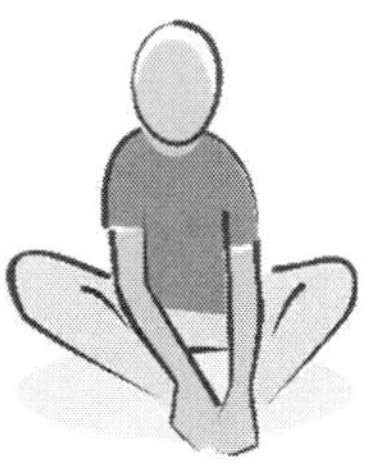

Setze dich aufrecht auf deine Yogamatte und lege dabei deine Fußsohlen aneinander, sodass beide deiner Knie nach außen kippen. Umgreife nun mit deinen Händen deine Füße bzw. deine Knöchel, mache deinen Rücken ganz lang und ziehe deine Ellenbogen hinter deinen Körper. Jetzt kannst du einige Male mit deinen Beinen wippen.

Der Gorilla:

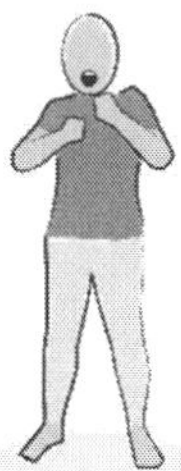

Stelle dich hüftbreit und aufrecht auf deiner Yogamatte auf und atme erst einmal ganz tief durch deine Nase ein und anschließend durch den Mund wieder aus. Bei der Ausatmung trommelst du, genauso wie der Gorilla, mit deinen Fäusten leicht auf deine Brust und schreist ebenfalls ganz laut „Uaaaah!". Wiederhole das Trommeln und das Rufen ruhig einige Male.

Der Fisch:

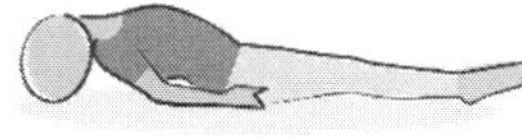

Lege dich auf deiner Yogamatte auf den Rücken und lege deine Arme seitlich neben deinem Körper ab. Nun umgreifst du die Außenseiten deiner Oberschenkel mit deinen Händen. Spanne deinen Po an und drücke gleichzeitig Unterarme und Ellenbogen in deine Matte, während du deinen Kopf nach hinten sinken lässt, sodass sich dein Brustkorb weitet.

Die Taube und der Adler

QR-Code oder Link zur Audio-Datei

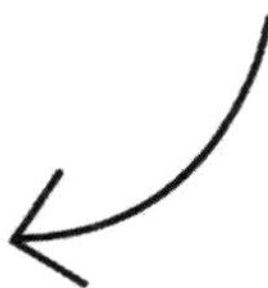

https://bit.ly/3saFL6f

An einem verschneiten Tag im Dezember saß eine Taube auf dem Ast eines großen Baumes und beobachtete gebannt einen Schneesturm. Nach einiger Zeit gesellte sich ein Adler zu der Taube. Da fragte die Taube ihn, wie viel wohl eine Schneeflocke wiegt. Der Adler überlegte einen Moment lang und antwortete: „Nichts, überhaupt nichts." Daraufhin saß die Taube eine ganze Weile ruhig da und dachte über die Antwort des Adlers nach. „Das ist interessant, weil ich heute nämlich etwas ganz Erstaunliches beobachtet habe", sagte die Taube und fuhr fort, „Seit Stunden sitze ich auf diesem Ast und beobachte, wie eine winzige Schneeflocke nach der anderen auf die Erde fällt und sich diese auf dem Ast dort drüben sammeln. Irgendwann haben sich so viele Schneeflocken gesammelt, dass sich ein großer Schneehügel auf dem Ast gebildet hat. Immer mehr Schneeflocken versammelten sich, bis der Ast dann schließlich brach. Und du lieber Adler, willst mir nun sagen, dass eine Schneeflocke gar nichts wiegt? Dass eine kleine Schneeflocke nicht alles verändern kann?"

Mit der Geschichte arbeiten

Sie können die Geschichte entweder während der Asanapraxis betrachten, sodass Ihr Kind währenddessen die verschiedenen Haltungen einnimmt und ausführt, oder sie in die Entspannungsphase einbauen, in der Ihr Kind einfach nur dem Geschehen der Geschichte folgt und dabei vollkommen zur Ruhe kommt. Auch die Geschichte von der Taube und dem Adler lässt sich wieder hervorragend in ein kleines Gedankenspiel einbetten. Fragen Sie Ihr Kind hierfür doch zum Beispiel, ob es denkt, dass ein einziger Mensch einen Unterschied machen kann und ob ein Einzelner die Welt verändern kann. Während Sie die Geschichte von der Taube und dem Adler vorlesen, könnten Sie Ihr Kind aber auch darum bitten, sich eine Taube in seinem Herzen vorzustellen. An dieser Vision hält Ihr Kind nun fest und füllt die Taube im Herzen mit ganz viel Liebe, Leidenschaft und Hingabe für all die Dinge, die es verändern möchte. Im Anschluss lässt Ihr Kind die Taube von seinem Herzen weg hin zur Sonne fliegen, mit dem Wissen, dass seine Wünsche in Erfüllung gehen werden.

Asanas für die Geschichte von der Taube und dem Adler

Die Taube:

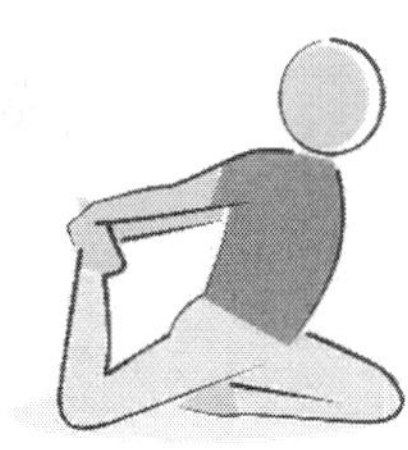

Komme im Vierfüßlerstand auf deine Yogamatte. Bringe nun dein linkes Knie zwischen deinen Händen nach vorne und lege es angewinkelt auf der Matte ab. Lasse deinen linken Fuß entweder nah an deiner Hüfte liegen oder bringe ihn weiter nach vorne, um dein Schienbein parallel zur Stirnseite deiner Yogamatte auszurichten. Strecke nun dein rechtes Bein erst gerade nach hinten aus, beuge es dann nach hinten hoch und umgreife deinen rechten Fuß entweder mit einer Hand oder mit beiden. Anschließend wechselst du die Seite.

Der Adler:

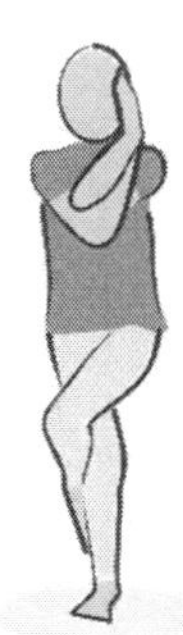

Stelle dich aufrecht auf deine Yogamatte und strecke deine großen Flügel aus, indem du deine Arme seitlich hochhebst, diese dann ineinander verschränkst und deine Hände zusammenführst. Jetzt streckst du dein linkes Bein nach vorne aus und wickelst es anschließend um dein rechtes Bein herum. Wechsle nun die Seite, indem du dieses Mal dein rechtes Bein anhebst und es um dein linkes Bein herumwickelst.

Der Baum:

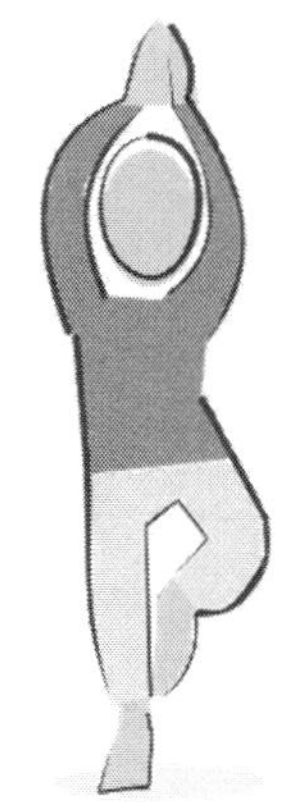

Stelle dich mit geradem Rücken und lockeren Knien aufrecht auf deine Yogamatte und lege deinen linken Fuß auf deinem rechten Fuß ab. Nachdem du dich fest im Boden verwurzelt hast, wächst du auch nach oben hin wie ein Baum weiter. Hierfür streckst du deine Arme über deine Körperseiten aus und hebst sie anschließend nach oben in die Luft. Atme einige Male ein und wieder aus, senke deine Arme anschließend und stelle beide Füße auf dem Boden auf. Wechsle nun die Seite, indem du deinen rechten Fuß auf deinen linken Fuß stellst. Nachdem du ein wenig geübt hast, kannst du gerne auch mal ausprobieren, ob du es schaffst, deinen Fuß an der Oberschenkelinnenseite des gegenüberliegenden Beines abzulegen, anstatt deine Füße übereinanderzubringen.

Das Geschenk der Götter

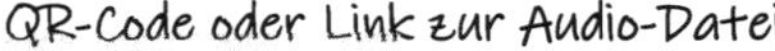

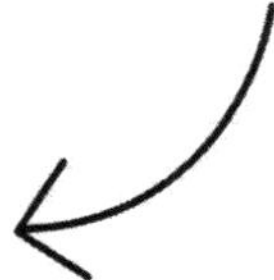

https://bit.ly/3MRT0SP

Vor vielen Jahrtausenden schufen Götter die Menschen und setzten sie auf die Erde. Über viele Jahre hinweg beobachteten die Götter die Menschheit und sahen, wie sie die Erde nutzten, um unendliche Felder, hohe Gebäude und viele Werkzeuge zu schaffen. Doch die Götter beobachteten ebenso, wie sich die Menschen auf der Erde gegenseitig behandelten und miteinander umgingen. Eines Tages beschlossen sie deshalb, dass sie den Menschen ein Geschenk machen wollen. „Ihr habt es euch auf der Erde sehr gut gehen lassen und gelernt, viele Dinge selbst zu erschaffen, sehr gut! Aber uns sind auch die Dinge aufgefallen, die ihr nicht gut macht. So haben wir gesehen, dass ihr euch beschwert, hinter dem Rücken des anderen redet, euch streitet und kämpft, anstatt miteinander zu arbeiten und füreinander da zu sein. Also haben wir uns überlegt, dass wir euch etwas schenken möchten", sagte einer der Götter. Die Götter übergaben jedem Menschen einen Beutel und sagten: „In diesen Beuteln findet ihr eure Fehler und wir hoffen, dass ihr euch diese gut anschaut, sie studiert, aus ihnen lernt und euer Leben dadurch noch viel besser gestaltet. Das ist unser Geschenk an jeden von euch." Doch die Menschen waren alles andere als begeistert, weil sie sich ihren Beutel mit all ihren Fehlern nicht gerne ansehen wollten. Viel einfacher war es nämlich, stattdessen in den Beutel eines anderen zu schauen und diesen auf seine Fehler hinzuweisen. So wickelten die Menschen ihre eigenen Beutel mit ihren Fehlern um einen Stock und tragen diesen noch bis heute über ihrer Schulter, wo sie ihn nicht sehen müssen.

Mit der Geschichte arbeiten

Sie können die Geschichte entweder während der Asanapraxis betrachten, sodass Ihr Kind währenddessen die verschiedenen Haltungen einnimmt und ausführt, oder sie in die Entspannungsphase einbauen, in der Ihr Kind einfach nur dem Geschehen der Geschichte folgt und dabei vollkommen zur Ruhe kommt.

Inspiriert von der Geschichte über das Geschenk der Götter könnte Ihr Kind eine Liste von Eigenschaften anfertigen, die es an anderen Menschen weniger schätzt. Hierzu könnten etwa Unhöflichkeit, Neid, Unzuverlässigkeit oder Missgunst zählen. Anschließend schaut sich Ihr Kind dieselbe Liste genauer an und überlegt, ob es sich in einigen dieser Eigenschaften vielleicht selbst wiedererkennt. Weiterhin könnte sich Ihr Kind eine Tasche vorstellen, die es als Geschenk von den Göttern erhalten hat, während Sie die Geschichte vorlesen. Nachdem Sie Ihr Kind gebeten haben, die Tasche zu öffnen, erblickt es darin Eigenschaften, die es an sich selbst verbessern möchte. Nun bedankt sich Ihr Kind bei den Göttern für dieses Wissen um die eigenen Fehler und verspricht, dass es an sich selbst arbeiten wird. Anschließend zählt Ihr Kind die besten Eigenschaften an sich selbst auf und bedankt sich ebenfalls bei den Göttern für das Wissen um all seine Talente sowie für das Wissen darüber, etwas ganz Besonderes zu sein.

Asanas für die Geschichte von dem Geschenk der Götter

Der Anker:

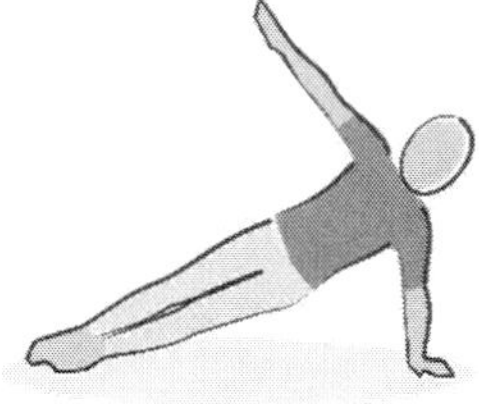

Lege dich seitlich auf deine Yogamatte und stütze dich auf deiner linken Hand sowie auf der Außenkante deines linken Fußes ab. Nun hebst du deine Hüfte langsam und kontrolliert nach oben und streckst dabei deinen rechten Arm senkrecht nach oben. Anschließend wechselst du die Seite.

Die Schildkröte:

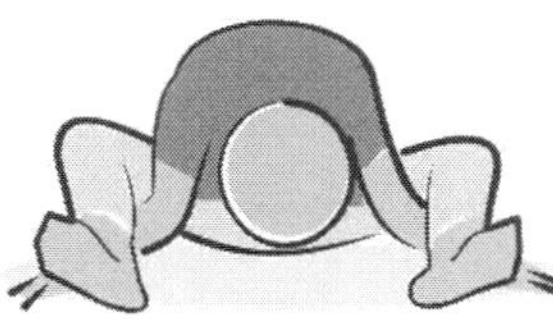

Setze dich auf deine Yogamatte, stelle deine Füße mit gegrätschten Beinen auf und lege deine Hände dabei zwischen deinen Beinen ab. Anschließend schiebst du deine Hände an deinen Fersen nach außen vorbei, drehst deine Hände nach außen, streckst deine Beine aus und lässt zur selben Zeit deinen Oberkörper langsam und kontrolliert nach vorne sinken.

Die Spirale:

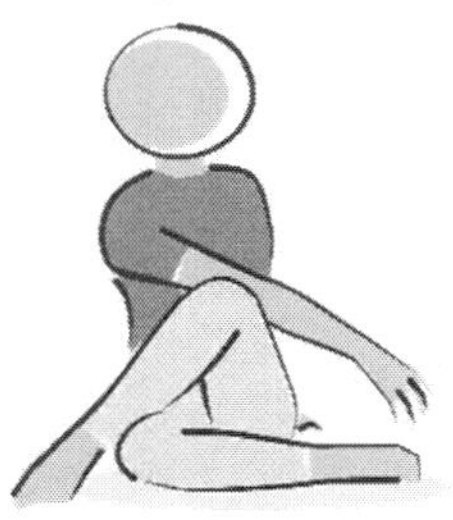

Setze dich auf deine Yogamatte und strecke deine Beine aus. Nun schlägst du dein linkes über dein rechtes Bein und umarmst dein linkes Knie mit deinem rechten Arm. Anschließend streckst du deinen linken Arm in die Luft, blickst nach oben zu deiner Hand und drehst dich währenddessen nach hinten. Dabei legst du deine linke Hand hinter deinem Po auf der Matte ab und schaust so weit wie möglich über deine linke Schulter nach hinten. Danach wechselst du die Seite.

Der Tiger:

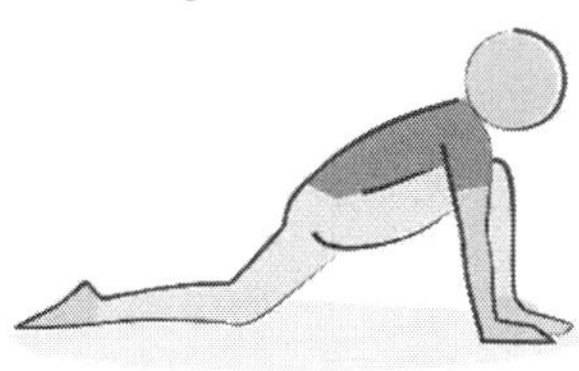

Komme auf deiner Yogamatte in den Vierfüßlerstand und stelle deinen rechten Fuß zwischen deinen Händen auf. Schiebe nun deinen linken Fuß so weit wie möglich nach hinten und lege deinen Fußrücken auf der Matte ab. Vergiss nicht, laut wie ein Tiger zu knurren, bevor du die Seite wechselst.

Einschlafyoga für kleine & große Kinder

ENTSPANNUNG FÜR KLEINKINDER

Das Gähnen

Bei der ersten Übung dreht sich alles um das bewusste Gähnen, da durch intensives und mehrmaliges Gähnen die Muskulatur im Nacken- und Rachenbereich Ihres Kindes entspannt wird. Darüber hinaus regt das Gähnen die Speichelproduktion, das Serotonin im Gehirn sowie die Augenflüssigkeit an.

Durchführung:
Öffne deinen Mund ganz, atme kräftig ein und mache dabei einige Gähn-Geräusche, um das Gähnen damit anzuregen. Du kannst dich aber natürlich auch von dem Gähnen von Mama oder Papa anstecken lassen.

Das Schaukeln

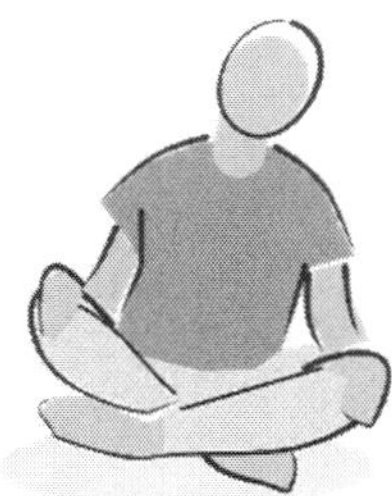

Bei dieser Übung steht das rhythmische Pulsieren im Vordergrund, das eine Grundvoraussetzung für unser Leben ist. So durchströmt unser Blut in einem pulsierenden Rhythmus unseren Körper, unser Darm und unser Magen arbeiten pulsierend und auch unser Herz pulsiert in unserer Brust. Dementsprechend steht unser körperliches Wohlbefinden mit dem harmonischen Pulsieren unseres Organismus im Zusammenhang. Aus diesem Grund lässt sich vor allem bei Kindern immer wieder beobachten, dass sie – aus Spaß oder zum Abbau von Spannungen – gerne mal hin- und herschaukeln.

Durchführung:

Setze dich im Schneidersitz auf deine Yogamatte und wiege dich langsam und sanft aus deiner Hüfte heraus von der einen zur anderen Seite. Versuche, dich dabei in einem angenehmen und beruhigenden Rhythmus zu wiegen. Wenn du möchtest, kannst du die Richtung, in die du schaukelst, nach einiger Zeit auch ändern und dann zum Beispiel vor- und zurückschaukeln. Probiere auch einmal aus, nur mit deinem Kopf, den Füßen oder Händen zu schaukeln, anstatt den ganzen Rumpf hin- und herzubewegen.

Das lockere Hängen

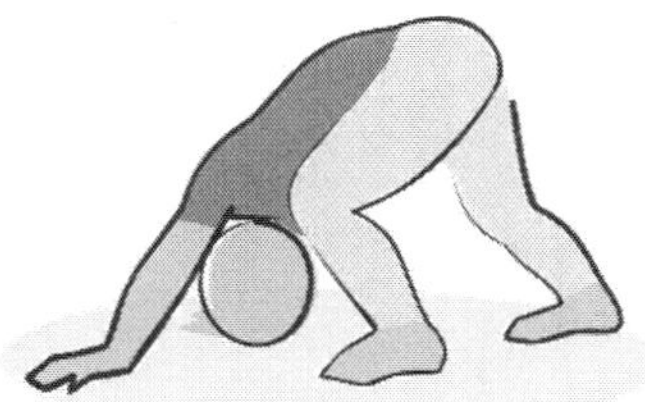

Das lockere Hängen stärkt die Beinmuskulatur und dehnt sowie entspannt die gesamte Rückenmuskulatur. Außerdem wirkt die Übung sehr beruhigend auf das Nervensystem und verhilft zu innerem Gleichgewicht.

Durchführung:

Komme zunächst in die Hocke und berühre dann mit deinen Händen die Yogamatte. Lasse langsam deinen Kopf nach unten sinken und strecke gleichzeitig deine Beine, sodass dein Po nach oben wandert. Strecke deine Beine dabei nur so weit, wie es sich für dich angenehm anfühlt.

Die Löwenentspannung

Die Löwenentspannung macht Ihr Kind so stark wie einen Löwen. Hierfür legt sich Ihr Kind bequem auf seine Yogamatte, atmet ganz tief ein und wieder aus und lässt sich von Ihrer Stimme durch die Entspannung leiten.

Durchführung:

Schließe deine Augen und lasse alle deine Muskeln ganz locker. Spüre die Yogamatte unter dir und komme zur Ruhe. Der Bereich um deine Augen ist entspannt und deine Augenlider sind ganz sanft geschlossen. Dein Mund ist ein wenig geöffnet, deine Lippen sind weich. Der Unterkiefer ist ganz locker und deine Zunge vom Gaumen gelöst. Atme ruhig und kontrolliert durch deine Nase ein und wieder aus. Nun stellst du dir vor, dass du ein Löwe bist, der auf einem kleinen Berg unter blauem Himmel liegt. Die warmen Sonnenstrahlen kitzeln auf deiner Nase und das warme Gras unter dir fühlt sich ganz weich an. Du spürst, wie der Boden dich trägt, und kannst vollkommen loslassen. Als Löwe wirst du von allen anderen Tieren geachtet. Du bist stark und brauchst vor nichts und niemandem Angst zu haben.

Bei jeder Einatmung stellst du dir nun vor, dass die gesamte Kraft des Löwen in dich hineinströmt und sich mit jeder Ausatmung in deinem ganzen Körper verteilt. Du atmest ruhig und gleichmäßig weiter und bleibst bei der Vorstellung, die Kraft des Löwen komplett in dir aufzusaugen. Atme noch einige Male ein und wieder aus. Du bist der König der Tiere und alles ist gut.

Nun kommst du ganz langsam wieder ins Hier und Jetzt zurück. Rekle und strecke dich, dehne und gähne. Atme noch einmal ganz tief ein und anschließend wieder aus und rolle dich zum Schluss über eine Körperseite wieder hoch.

FANTASIEREISEN

Fantasiereisen sollten immer langsam und mit ruhiger Stimme vorgelesen werden. Achten Sie außerdem darauf, dass Sie ausreichend Pausen einhalten. Wenn Sie möchten, können Sie die Reisen auch mit sanften Klängen oder Instrumenten begleiten.

Das Segelboot

Bei dieser Übung legt sich Ihr Kind bequem auf seine Yogamatte und schließt seine Augen und atmet ganz tief ein und wieder aus, während Sie ihm die Traumreise vom Segelboot vorlesen. Die Dinge, die Ihr Kind dabei hört, stellt es sich einfach vor seinem inneren Auge vor und lässt dabei seiner Fantasie freien Lauf. Die Fragen, die in der Traumreise aufgeworfen werden, dienen dabei als Denkanstöße zur bildlichen Vorstellung und bedürfen keinerlei Antworten. Am Ende der Traumreise holt Ihr Kind seine Gedanken langsam wieder zurück in die Wirklichkeit.

QR-Code oder Link zur Audio-Datei

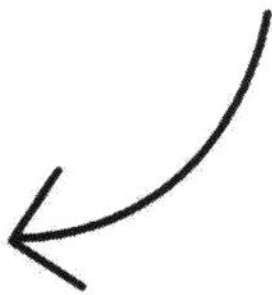

https://bit.ly/3DbEMJo

„Schließe deine Augen und stelle dir vor, du würdest an einem Hafen stehen. Du siehst viele Boote in verschiedenen Größen und Farben, die am Hafen anliegen. Sie alle schwanken ganz ruhig im Einklang mit dem Wasser und ihre Maste erzeugen wunderschöne Klänge im Wind. Es klingt beinahe, als würden sie eine Melodie voller Geheimnisse spielen. Am Himmel über dir fliegen zwei Möwenfamilien und der Duft von salzigem Meerwasser liegt in der Luft. Die Sonne kitzelt auf deiner Nase. Kannst du sie spüren? Du machst dich auf den Weg und

wanderst am Hafen entlang, an dem du viele Schiffe siehst. Nach einigen Minuten betrittst du einen Steg, an dessen Ende ein kleines grünes Segelboot mit weißen Segeln liegt. Kannst du es sehen? Nun kletterst du in das Segelboot hinein und löst das Tau vom Steg. Auf einmal beginnt das Boot, auf den Wellen hin- und herzuschaukeln. Der nächste Windstoß erfasst die Segel und du nimmst langsam Fahrt auf. Du blickst in die unendliche Weite des Meeres und atmest dabei ganz tief ein. Kannst du die frische Luft spüren? Der Wind auf dem Meer wird immer stärker und pustet dich weiter und weiter ins Unbekannte hinaus. Du hast den Hafen hinter dir gelassen und fühlst dich unglaublich frei und entspannt. Nach wenigen Minuten gelangst du an eine Küste, an der du viele kleine Häuser siehst, vor denen winkende Menschen stehen. Sie grüßen dich freundlich und wünschen dir eine gute Fahrt. Du bedankst dich bei ihnen und winkst zurück. Welche Gefühle empfindest du dabei? Fühlst du dich eventuell geliebt und geborgen? Denn genauso sollte es sein. Der Wind tanzt um dein Gesicht und spielt ganz angenehm mit deinen Haaren, während du immer weiter an der Küste entlangsegelst. In der Ferne siehst du einen Hang mit einer Wiese, auf der viele weiße Schafe grasen. Als du an ihnen vorbeifährst, heben sie ihre Köpfe. Du winkst zu ihnen rüber, woraufhin sie ihr weiches Fell schütteln. Du fragst dich, wie sich das flauschige Fell wohl auf deiner Haut anfühlen würde – bestimmt ganz warm und weich, denkst du dir. Am Horizont geht langsam die Sonne unter und es wird Zeit, wieder zum Hafen zurückzukehren. Also wendest du dein Boot und lässt dich vom Winde wieder Richtung Hafen lenken. Du weißt, dass du ihm vertrauen kannst, weil er deinen Weg kennt. Auf einmal bemerkst du, wie du von dem Schaukeln des Bootes und dem Salz in der Luft ganz müde wirst. Du gähnst, streckst und räkelst dich einige Male und siehst nun den Hafen vor dir. Der Wind leitet dich zwischen den anderen Booten im Hafen hindurch. Einige Meter vor dir erkennst du den Steg, an dem du dein Boot nun wieder anlegst und festbindest. Anschließend steigst du aus. Wie fühlst du dich in diesem Moment? Fühlst du dich ruhig und trotzdem ganz stark? Du drehst dich noch einmal um, blickst noch einmal zum grünen Boot, winkst ihm zu und gehst dann über den Steg wieder an Land. ‚Was für ein grandioser Tag', denkst du dir, atmest tief ein und wieder aus und genießt das Gefühl totaler Ruhe und vollkommener Entspannung in dir. Spüre noch einen Moment lang nach, atme noch einmal ganz tief ein und wieder aus, öffne dann langsam deine Augen und komme in deine Welt zurück."

Die Unterwasserwelt

Bei dieser Übung legt sich Ihr Kind bequem auf seine Yogamatte, schließt seine Augen, atmet ganz tief ein und wieder aus und lässt sich von Ihrer Stimme durch die Unterwasserwelt leiten.

QR-Code oder Link zur Audio-Datei

https://bit.ly/3gdIVTZ

„Stelle dir vor, dass sich deine Yogamatte in ein Unterwasserboot komplett aus Glas verwandelt, sodass du die bunte Unterwasserwelt wahrnehmen und genießen kannst. Du bleibst ganz ruhig und entspannt, denn du fühlst dich geborgen und sicher. Du blickst hinaus und siehst ganz viele Fischschwärme, Schildkröten und sogar einige Quallen, die ihre Runden ziehen. In der Ferne entdeckst du ein Korallenriff, auf das du nun zusteuerst. Das Riff ist wunderschön und leuchtet in den verschiedensten Farben. Voller Faszination betrachtest du die vielen Korallen im Riff, als ein großer, gelber Fisch direkt über dir hinwegschwimmt. Du drehst dich um und siehst eine riesige Wasserschildkröte, die sich ganz langsam und ruhig mit der Strömung bewegt und langsam aus deinem Blickfeld verschwindet. Du entspannst dich immer mehr und fühlst dich unter Wasser total leicht und vollkommen schwerelos. Du genießt die bunte Unterwasserwelt, die dich sehr beeindruckt. In deinem Unterwasserboot fühlst du dich sicher. Du blickst nach unten und siehst Felsen und Steine, die aus dem Boden hinausragen. Darauf liegen kleine und große Muscheln in verschiedenen Formen und Farben. Auf einmal schwimmt eine Delfinfamilie vorbei, die immer wieder oben aus dem Wasser springt. Ein letztes Mal stellst du dir die bunte Unterwasserwelt noch einmal vor und nimmst all ihre Tiere und Farben um dich herum wahr. Nun steigst du wieder aus deinem gedanklichen Unterwasserboot aus und liegst wieder in deinem Zimmer auf deiner Yogamatte. Du kommst ins Hier und Jetzt zurück, atmest noch einmal tief ein und wieder aus und öffnest anschließend deine Augen."

Im Weltraum

Bei dieser Übung legt sich Ihr Kind bequem auf seine Yogamatte, schließt seine Augen, atmet ganz tief ein und wieder aus und lässt sich von Ihrer Stimme durch den Weltraum leiten.

QR-Code oder Link zur Audio-Datei

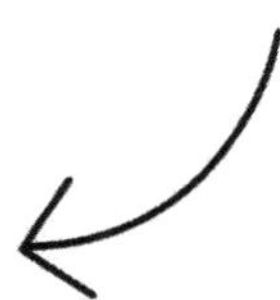

https://bit.ly/3eRbG8U

„Heute machen wir gemeinsam eine Reise in den Weltraum. Dafür steigen wir in unsere Weltraumkapsel ein und fliegen durchs All. Um uns herum ist ganz viel Dunkelheit, doch die vielen Sterne leuchten uns den Weg. Hier oben im Weltall ist es ganz still. Genieße den Moment der vollkommenen Ruhe. Das Einzige, das du hören kannst, ist dein Atem, der aus deinem Mund aus- und in deine Nase wieder einströmt. Schwerelos schwebst du durchs All, du fühlst dich federleicht und saugst all die Ruhe in dir auf. Du beobachtest die ganzen Sterne um dich herum und erkennst dabei sogar einige bekannte Sternbilder. Doch noch mehr Spaß macht es dir, wenn du dir selber Sternenbilder ausdenkst. Dabei kannst du deiner Fantasie ruhig freien Lauf lassen und dir alle möglichen Dinge, Formen und Tiere vorstellen, die dir in den Sinn kommen. Vielleicht entdeckst du einen Hai oder einen großen Dinosaurier? Die Sterne dort drüben könnten sich aber auch in ein Auto oder ein gefährliches Piratenschiff verwandeln.

Stelle dir die unendliche Weite des Sternenhimmels vor. Du fliegst an der Sonne, dem Mond und den einzelnen Planeten vorbei. Du betrachtest die Erde aus der Ferne und passierst die Milchstraße, bis du wieder sicher auf deiner Yogamatte landest. Komme nun wieder in das Hier und Jetzt zurück, atme noch einmal ganz tief ein und wieder aus und öffne dann ganz langsam deine Augen."

YOGA-MASSAGE

Massagespiele mögen zwar nicht zum klassischen Yoga gehören, sind jedoch als Ergänzungselement sehr beliebt und durchaus sinnvoll. Sie wirken entspannend, wärmen und lockern die Muskeln auf, lehren das Achten der eigenen Körpergrenzen und fördern innerhalb von Gruppen das soziale Miteinander. Es gibt unterschiedliche Massagetechniken, die je nach Art der Massage oder aber nach persönlicher Präferenz Ihres Kindes zum Einsatz kommen können. Zu diesen Techniken zählen:

- das flache Auflegen sowie das feste Andrücken der Hände
- das leichte Klopfen auf den Rücken mit flachen Händen
- das Klopfen auf den Rücken mit einem oder mehreren Fingern
- das Trommeln mit zwei Fingern
- das Streichen mit den Nägeln
- das Drücken mit den Knöcheln der Faust
- das Drücken mit den Handkanten
- das Klopfen bzw. das Trommeln mit den Handkanten
- das Malen mit den Zeigefingern
- das Streichen über den Rücken mit parallel gesetzten Fäusten
- die Auf- und Abbewegung der Zeigefinger

Yoga-Massagen lassen sich in viele verschiedene Geschichten einbetten und mit unterschiedlichen Techniken ausführen. Ihrer und der Fantasie Ihres Kindes sind dabei keinerlei Grenzen gesetzt. Achten Sie lediglich darauf, immer die Wirbelsäule Ihres Kindes beim Massieren auszusparen.

Die Pizza-Massage

Bei der Pizza-Massage kommt Ihr Kind in die Kindeshaltung. Hierfür setzt es sich mit geschlossenen Knien und Füßen in den Fersensitz auf die Yogamatte und beugt sich mit der nächsten Ausatmung nach vorne und legt die Stirn vor den Knien auf der Matte ab. Die Arme liegen ganz entspannt neben dem Körper auf der Matte oder sind nach oben gestreckt, Schultern und Schlüsselbeine sinken zum Boden. Knien Sie sich nun hinter Ihr Kind und backen Sie auf seinem Rücken eine leckere Pizza. Das Rezept hierfür stammt von einem ganz berühmten Pizzabäcker aus Italien. Er macht die beste Pizza der ganzen Welt.

1. Zuerst muss der Pizzateig gut durchgeknetet werden: Machen Sie Knetbewegungen auf dem Rücken Ihres Kindes.
2. Anschließend muss der Teig gleichmäßig ausgerollt werden: Streichen Sie mit dem Unterarm flächig über den Rücken Ihres Kindes.
3. Nachdem der Teig gleichmäßig ausgerollt wurde, ist es an der Zeit, die Tomatensauce darauf zu streichen: Machen Sie mit flachen Händen Streichbewegungen über den Rücken Ihres Kindes.
4. Danach kommen die verschiedenen Gewürze und Kräuter auf die Pizza: Tippen Sie mit Ihren Fingerspitzen leicht auf den Rücken Ihres Kindes – so, als wenn Sie feine Gewürze und Kräuter darauf rieseln lassen würden.
5. Nun kann die Pizza nach Belieben belegt werden. Zuerst kommen Tomaten drauf: Drücken Sie sanft mit Ihren Handballen auf den Rücken Ihres Kindes.
6. Dann etwas Paprika: Tippen Sie mit allen fünf Fingern (halten Sie Ihre Hand wie eine Klaue) auf den Rücken Ihres Kindes.
7. Noch etwas Mais: Verteilen Sie den Mais mit Ihren Zeigefingern auf dem Rücken Ihres Kindes.
8. Und zum Schluss noch viel geriebener Käse: Klopfen Sie mit Ihren Fingern ganz sanft auf den Rücken Ihres Kindes.
9. Mmmh! Die Pizza sieht so lecker aus, ab in den Ofen damit: Reiben Sie Ihre Hände so lange aneinander, bis diese warm sind. Legen Sie nun Ihre erwärmten Hände auf den Rücken Ihres Kindes und beenden Sie damit die Pizza-Massage.

Die Gute-Gedanken-Massage

Bitten Sie Ihr Kind, sich entspannt in Rückenlage hinzulegen und die Augen zu schließen. Setzen Sie sich nun hinter den Kopf Ihres Kindes und legen Sie Ihre beiden Daumen in die Stirnmitte Ihres Kindes. Streichen Sie die Stirn nun ganz liebevoll und sanft mehrmals von innen nach außen und versetzen Sie dabei immer wieder Ihre Daumen ein klein wenig. Gerne können Sie noch für einen Moment lang an den Schläfen Ihres Kindes verweilen und sanfte Kreisbewegungen machen.

Die Wetter-Massage

Bitten Sie Ihr Kind, sich aufrecht vor Ihnen hinzusetzen und die Augen zu schließen. Anschließend beschreiben Sie ihm, welches Wetter der Tag bringt:

1. Am Morgen geht die Sonne auf: Reiben Sie Ihre Hände aneinander und legen Sie diese auf den Rücken Ihres Kindes.
2. Der Vormittag ist gefüllt von viel Sonnenschein: Streichen Sie mit Ihren Fingerspitzen über den Rücken Ihres Kindes.
3. Doch dann kommt ein Sturm: Streichen Sie mit Ihren flachen Händen über den Rücken Ihres Kindes.
4. Und es beginnt, zu regnen: Tippen Sie mit Ihren Fingerspitzen auf den Rücken Ihres Kindes.
5. Der Regen wird immer stärker: Drücken Sie langsam und vorsichtig mit Ihren Fingerknöcheln gegen den Rücken Ihres Kindes.
6. Plötzlich fängt es an, zu donnern: Trommeln Sie mit Ihren Fäusten ganz locker und leicht über den Rücken Ihres Kindes.
7. Einzelne Blitze leuchten am Himmel auf: Zeichnen Sie mit Ihrem Zeigefinger Blitzbewegungen auf den Rücken Ihres Kindes.
8. Am Nachmittag ziehen die dunklen Wolken davon und die Sonne kommt wieder zum Vorschein: Streichen Sie mit Ihren Fingerspitzen über den Rücken Ihres Kindes.
9. Auf einmal ist ein wunderschöner Regenbogen am Himmel zu sehen: Streicheln Sie mit all Ihren Fingern über den Rücken Ihres Kindes und beenden Sie damit die Wetter-Massage.

Die Reise des kleinen Yoginis

Yoga ist eine jahrtausendealte philosophische Lehre, die aus Indien stammt und eine Vielzahl von körperlichen und geistigen Übungen bzw. Praktiken umfasst. Dabei hilft das Yoga dem Körper, dem Geist sowie der Seele, im Einklang mit sich selbst zu leben. Doch in unserer heutigen Zeit ist nicht nur das Yoga für Erwachsene sehr gefragt, sondern auch das Kinderyoga wird immer beliebter. Kinder machen sich meistens keinerlei Gedanken um ihre Vergangenheit oder ihre Zukunft, sondern leben vielmehr im Hier und Jetzt, weshalb sie von Natur aus bereits ziemlich gute Yogis sind.

Obgleich das Yoga für Erwachsene und das Kinderyoga wichtige Parallelen aufweisen, sind die Gründe für das Praktizieren oftmals ganz verschieden. So entscheiden sich Kinder überwiegend nicht selbst dafür, mit dem Yoga zu beginnen. Stattdessen folgen sie den Ratschlägen und Anweisungen ihrer Eltern, deren Nachfrage oftmals daher rührt, die Konzentrations- und Lernfähigkeit ihres Kindes zu verbessern. Weiterhin melden einige Eltern ihre Kinder auch beim Kinderyoga an, um psychosomatische Erkrankungen zu reduzieren oder vollständig zu lindern oder um ihre motorischen Fähigkeiten zu fördern.

Darüber hinaus lernen Kinder ihre eigenen natürlichen Fähigkeiten kennen, entwickeln diese weiter, bilden sie aus und wachsen sowohl körperlich als auch geistig. Durch die einzelnen Wiederholungen im Yoga verinnerlichen Kinder komplexe Bewegungs- und Koordinationsabläufe, die auch für andere Kombinationen in der Zukunft genutzt werden können.

Auf körperlicher Ebene trägt das Yoga etwa zur Regulation des Hormonhaushalts bei, unterstützt aktiv die Schilddrüse, wirkt falschen Körperhaltungen entgegen, stärkt das Herz, regt die Blutzirkulation an, wirkt sehr effektiv gegen Stress und nimmt außerdem eine wichtige Rolle in der Entwicklungsförderung ein. Auf psychischer Ebene lernen Kinder, ihre Gedanken sowie Gefühle zu akzeptieren, ihre eigenen Bedürfnisse wahrzunehmen und sich selbst zu akzeptieren und zu lieben – und das ganz genau so, wie sie sind.

Führen Sie Ihr Kind spielerisch und auf eine kreative Art und Weise an das Yoga und seine jeweiligen Elemente heran. Denn dann wird Ihr Kind diese auch mit Neugier ausprobieren wollen und der Wunsch nach regelmäßiger Ausführung wird von alleine wachsen, insofern ihr Kind Spaß und Freude an der Bewegung hat. Vergessen Sie nicht, dass sich jedes Kind in seinem ganz eigenen Rhythmus bewegt, der bei einigen langsamer und bei anderen schneller sein mag. Geben Sie Ihrem Kind also Zeit und Raum, um sich selbst zu entfalten, und legen Sie den Schwerpunkt dabei immer auf Gelassenheit und natürliches Wachstum. Dann steht Ihrem kleinen Yogini nichts mehr im Wege.

Yoga-Begriffslexikon

Asanas: die 3. Stufe des achtgliedrigen Pfads nach Patanjali, Umgang mit dem Körper, Körperübungen, wörtliche Übersetzung: Sitz oder Körperstellung

Dharana: die 6. Stufe des achtgliedrigen Pfads nach Patanjali, Konzentration (Umgang mit dem Geist), Ausrichtung des Geistes auf einen Gegenstand, benötigt zur Umsetzung die bewusste Konzentration sowie die willentliche Anstrengung

Dhyana: die 7. Stufe des achtgliedrigen Pfads nach Patanjali, Meditation (Umgang mit dem Geist), höherer Bewusstseinszustand der Meditation, ein Erfahrungsakt, der sich von der reinen Beobachtung ableitet, die menschlichen Gedanken sowie das menschliche Ego sind hierbei nicht von Bedeutung, Erfahrbarkeit der kosmischen Verbundenheit sowie des Zustands der Zeitlosigkeit

Kleshas: Hindernisse auf dem Weg der Erkenntnis, wörtlich übersetzt etwa Schmerz, Leid oder Beschwerde, unbewusste sowie innere Neigungen, die die Kontrolle über unser Handeln und Denken haben

Kriya Yoga: praktischer Yoga, umfasst die ersten fünf Glieder des achtgliedrigen Pfads, steht für Einheit, Disziplin und Vereinigung

Mantras: wiederholte Klänge und Klangformen zur Beruhigung und Fokussierung des Geistes sowie zur Heilung der Seele, z. B. "Om" oder "Aum"

Namaste: Begrüßung, bei der sich Schüler und Lehrer zu Beginn voreinander verneigen, dabei werden beide Handflächen vor der Brust aneinandergelegt, wörtliche Übersetzung: „Ich ehre das Göttliche in dir“

Niyamas: die 2. Stufe des achtgliedrigen Pfads nach Patanjali, Umgang mit sich selbst, Selbstbeobachtung und Selbstreflexion, ethische Leitsätze als Orientierung für ein zufriedeneres Leben

Patanjali: indischer Gelehrter, gilt als Verfasser des sogenannten Yogasutras, als dessen Grundlage ein achtgliedriger Pfad des Yogas dient

Pranayama: die 4. Stufe des achtgliedrigen Pfads nach Patanjali, Atemtechniken und Atemübungen, Beherrschung sowie Steuerung der Lebenskraft, Umgang mit dem Atem, wörtliche Übersetzung: die Lebensenergie bewusst kontrollieren und die Atmung vertiefen

Pratyahara: die 5. Stufe des achtgliedrigen Pfads nach Patanjali, Umgang und Disziplinierung mit den Sinnen (Sehen, Riechen, Hören, Fühlen, Schmecken und ein Sich-nach-innen-Richten durch den Geist), Internalisierung des Bewusstseins

Raja Yoga: königlicher Yoga, umfasst die letzten drei Glieder des achtgliedrigen Pfads, Deutung des Namens: Wer seinen Geist bezwingen kann, kann ein wahrer Herrscher sein

Samadhi: die 8. Stufe des achtgliedrigen Pfads nach Patanjali, innere Freiheit, Erleuchtung (Umgang mit dem Geist), ein über das Wachen, Träumen und den Tiefschlaf hinausgehender Bewusstseinszustand, Ende des diskursiven Denkens

Yamas: die 1. Stufe des achtgliedrigen Pfads nach Patanjali, Umgang mit der Umwelt und anderen, Selbstkontrolle, Prinzipien und Werte, die die Grundlage für soziales Verhalten legen (Ahimsa = Nichtverletzen, Satya = Wahrhaftigkeit, Asteya = Nichtstehlen, Brahmacharya = Enthaltsamkeit, Aparigraha = Nichtannehmen von Geschenken)